图解健康知识丛书

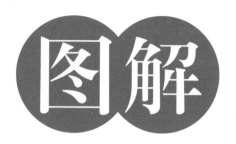

艾灸小常识

李 茹◎编著

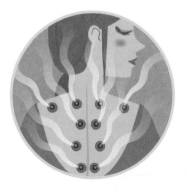

四川科学技术出版社

·成都·

图书在版编目（CIP）数据

图解艾灸小常识 / 李茹编著. -- 成都：四川科学

技术出版社, 2023.2

（图解健康知识丛书）

ISBN 978-7-5727-0899-2

Ⅰ.①图… Ⅱ.①李… Ⅲ.①艾灸—图解 Ⅳ.

①R245.81-64

中国国家版本馆CIP数据核字(2023)第030619号

图解艾灸小常识

TUJIE AIJIU XIAO CHANGSHI

编　　著	李　茹
出 品 人	程佳月
责任编辑	谢　伟
特约编辑	牛小红
封面设计	宋双成
责任出版	欧晓春
出版发行	四川科学技术出版社

成都市锦江区三色路238号　邮政编码 610023
官方微博：http://weibo.com/sckjcbs
官方微信公众号：sckjcbs
传真：028-86361756

成品尺寸	170 mm × 240 mm
印　　张	14
字　　数	280千字
印　　刷	大厂回族自治县益利印刷有限公司
版　　次	2023年3月第1版
印　　次	2023年3月第1次印刷
定　　价	32.80元

ISBN 978-7-5727-0899-2

邮　　购：成都市锦江区三色路238号新华之星A座25层　邮政编码：610023
电　　话：028-86361770

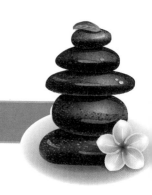

艾灸是中医针灸疗法中的治法，是指点燃用艾叶制成的艾炷、艾条后熏烤人的穴位，以达到保健治病的一种自然疗法，借灸火的热力和药物的作用通过体表进入皮肤，使毛细血管扩张，在经络的传导作用下，达到疏通经络、调和气血、养颜抗衰、祛瘀止痛的作用。

艾灸的起源可以追溯到石器时代，人类掌握用火之后。春秋时代的《诗经·王风·采葛》载"彼采艾兮"，西汉毛亨和毛苌传释"艾所以疗疾"。从远古时代实际临床运用早于文字记载的特点来看，艾灸疗法的起源也不会晚于西周。宋代沈括《梦溪笔谈》记载："以艾灼羊髀骨，视其兆，谓之死跋焦。"以此印证，我国殷商以前的甲骨卜法，也可以用艾作燃料。《孟子·离娄上》载："今之欲王者，犹七年之病，求三年之艾也。"可见艾灸疗法在春秋战国时期已颇为流行，因此，用艾灸治病的起源也当在西周之前。

艾灸的作用机制目前认为与五个方面有关，分别是经络调节作用、免疫功能调节作用、局部刺激作用、药物本身的药理作用以及各种因素相互影响、相互补充的综合作用，艾灸可以温经散寒、行气通络、扶阳固脱、拔毒泄热、防病保健。

艾灸分为直接灸、间接灸、艾卷灸、温筒灸等，不同的艾灸方法所治疗的病症也有所差别，而不同的艾灸方法所用的药物和材料也大不相同，这就需要我们对其进行进一步的了解和学习。

　　我们在借鉴了诸多参考资料的前提下，编写了《图解艾灸小常识》一书，本书分为八章具体地讲解艾灸防治疾病的有关内容，包括艾灸的基本介绍、艾灸的适应证和禁忌证、艾灸的功效以及分别阐述不同种类疾病艾灸的治疗方法，包括了内科、外科、男科、妇科及五官科疾病的防治，在亚健康方面的作用，也作了部分讲解。

　　希望广大读者通过此书，能更好地认识艾灸，达到防治相关疾病的作用。祝愿大家都能更好地养生，拥有健康的生活方式。

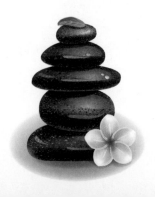

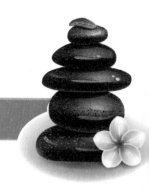

Contents 目 录

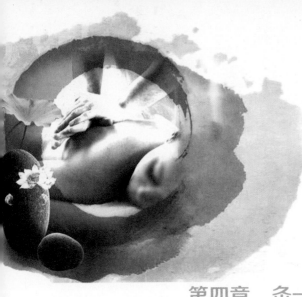

第四章　灸一灸调治内科疾病… 089

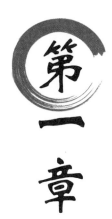

第一章

揭开艾灸的神秘面纱

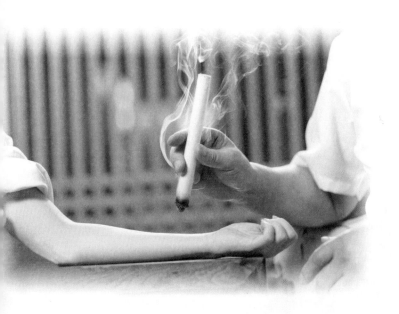

第一节 艾灸治病的四大原理

> 艾灸，历史悠久，但并不过时，大浪淘沙中，能经受得住历史千百年的考验，自有其内在的魅力。

一、通络行气

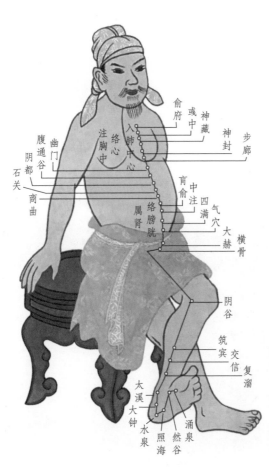

经络通，气机的升降运动就会顺畅。心脏的跳动是推动气血运行的一个重要来源，但身处躯体中心部位的心脏只是在做份内的工作——跳动，更何况"强弩之末不能穿鲁缟"。所以，有时候必须依靠外力的帮助，心脏工作了几十年的老年人更是如此。如果再有风、寒、暑、湿、燥、火等外因的侵袭或跌打损伤，那么，人体局部气血凝滞，经络受阻就成了一件容易发生的事情，进而身体就会出现肿、胀、疼、痛等症状或一系列的功能障碍。此时，艾灸穴位就是点燃经络上的"良药"，可起到调和气血、疏通经络、平衡机体功能的作用。

二、汇热拔毒

寒则温之，无可厚非，寒可灸，但是否热证也可以用艾灸之法呢？回答是肯定的，这就要辩证地看待艾灸。事实上，在古代文献中就有"热可用灸"的记载，如《黄帝内经》就有艾灸治疗痈疽的记载。历代医籍也将艾灸作为此病症的一个重要的治疗方法。唐代《千金要方》进一步指

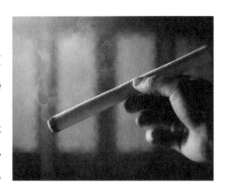

出，艾灸对脏腑实热有宣泄的作用。该书很多处还对热毒蕴结所致的痈疽及阴虚内热型消渴证的火疗作了论述。由此看来，艾灸还能以热引热，将热导引出来。艾灸既能散寒又能清热，对机体失衡的状态可起到双向调节作用。如果这一点你还有些似懂非懂，那么打个比方或许你会有更明确的认识。平常在游泳的时候，很容易耳朵就进水了，怎么办？当然可以用棉花，但还有一个方法就是往耳朵里倒进适量的水，然后猛地一偏，让那些水一起被倒出来。艾灸导热的道理与其类似。

三、散寒温经

《素问·阴阳应象大论》说："察色按脉，先别阴阳。"水代表寒，火代表热，阴阳的基本病理特征就是寒热。照五行可分为温、热、平、凉、寒。寒、热是对致病因素影响人体、病因与人体相互作用后，人体所表现出的功能状态的概括，中医称为寒证、热证。引起寒证、热证的病因分别称为寒邪、热邪。艾叶性温，既能入阴，又能入阳，补中有通，通中能消，灸疗时释放的红外微波及艾烟能够气血双调，可使热力深达肌层，温气行血，是药效广泛的一味中药。因此，灸法具有良好的温通经络、散寒除湿、调理气血、宣痹止痛之功效。

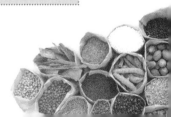

四、健体防病

《黄帝内经》中一个根本的思想就是"治未病"。时至今日，"防病于未然"仍然是我们捍卫健康的一个重要的思想。艾灸除了有治疗的作用外，还有预防疾病和保健的作用，是重要的防病保健的方法之一，这在古代文献中有很多记载。早在《黄帝内经》中就有："大风汗出，灸意喜穴"，说的就是一种保健灸法。

《针灸大成》提到灸足三里、悬钟四处各二壮，可以预防中风。命门穴为人体真火之所在，为人之根本；关元、气海穴为藏精蓄血之所，艾灸上穴可使阳气足，精血充，从而加强了身体抵抗力，病则难犯，达到预防保健之功。所以，《扁鹊心法》中也说人在没有病的时候，常常灸一下命门、关元、气海穴等，虽然不能保证长生不老，但至少可以保其长寿。民间对于温灸的看法，大多是口碑不错的，有类似"若要身体安，三里常不干""三里灸不绝，一切灾病息"等赞誉。

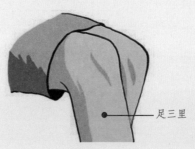

足三里

艾灸是古代民间和宫廷都盛行的养生方法。现代人多用"针"而忽略了"灸"。古人云，"针所不为，灸之所宜""药之不及，针之不到，必须灸之"，即是对艾灸作用的肯定。

第二节　从六个方面选艾草

艾灸主要的材料就是艾草。艾草，有药草中的钻石之称，为多年生草本植物，嫩叶可食，老叶制成绒，供针灸使用。艾草名字非同一般，是由希腊守护女神之名而来。自古民间相传艾草可趋吉避邪（旧俗在端午节用艾草扎成草人，将这些"艾人"悬挂于门上则可以避邪除毒）。艾草叶子背面有白色的绒毛，为艾灸的材料，因为中医多用艾灸来治病，所以有"医草"之称。此外，因为艾草在生活中有食用、饮用、浸泡、清洁等广泛用途，因此还有"神仙草"的美誉。

《本草纲目》性味：味苦，性微温，无毒。
　　　　　　功效：灸百病。

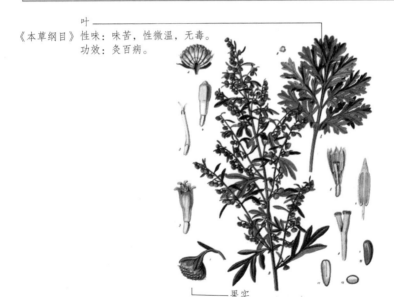

叶

果实
性味：味苦，性温，无毒。
功效：明目，疗一切鬼气。

选择好的艾草还要从它的原料艾绒和艾灸条选起，具体来说有以下六点。

绒　选择的绒体以柔软细腻为好，如果里面有枝梗或其他杂质就不好。另外，可以从艾绒中取出一小撮，用拇指、食指和中指捏一捏，以能成形为好。

色　指艾绒的色。艾绒最好选择土黄或金黄色的。

味　好的艾绒气味芳香，不刺鼻，如果闻起来有青草味，那就是当年艾，当年艾效力没有陈艾好，毕竟自古就有"七年之病，求三年之艾"之说。

烟　好的艾烟淡白、不浓烈，气味香，不刺鼻。将点燃的艾头朝下，烟雾往上缭绕。

形　如果是艾条，那么，在选择的时候就应该注意其整体比较结实为好。如果艾条松软，可能是工艺不过关、艾叶质量不好。

火　看火力是选艾条的又一关键点。好艾条火力柔和不刚烈，弹掉艾灰，看上去是红透的样子。用手掌离2厘米左右试火力，应该感受到热气熏烤，而不是火苗烧灼的感觉。这样的艾条渗透力大、灸感强、疗效好。

第三节 艾炷、艾条及药条的做法

一、艾炷的制作

用纯净的艾绒，取出适量放在平板上，用拇指、食指、中指边捏边旋转，把艾绒捏成规格大小不同的圆锥形艾炷，捏得越紧越好。

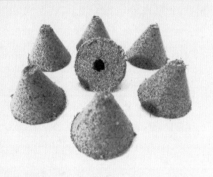

此外，有条件的可用艾炷器制作。具体方法：将艾炷器铸个锥形空洞，洞下留一小孔，将艾线放入艾炷器的空洞中，在金属艾炷器的空洞中，另用金属制成下端适于压入洞孔的圆棒，直插孔内紧压，即成为圆锥形小体，倒出即成艾炷。用艾炷器制作的艾炷，艾绒紧密，大小一致，更便于应用。

艾炷规格有大、中、小三种，若以植物种子形象比喻的话，大艾炷如半截橄榄大，常用于间接灸；中艾炷如半截枣核大（一般临床上常用中型艾炷）；小艾炷如麦粒大，可直接放于穴位上施灸。

二、艾条的制作

艾条的制作并不困难，既可以用手卷，也可用简单的卷烟器卷，当然有条件的可用专业机器卷制。一般中药店有成品出售。艾条的规格，一般长20厘米，横断面的直径为1.2厘米。艾条使用简便，不起疱，不发疮，无痛苦，患者还可以自灸，故临床应用广泛。

艾条的制作方法

　　方法一：取12克艾绒，平铺在20厘米长、3.5厘米宽的绵纸上，留出0.3厘米作为粘合处，卷成艾卷的横断面直径为1.2厘米。在纸上印上分节线，每卷分为6节段，每节段可燃烧约10分钟。

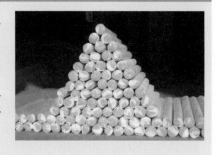

　　方法二：取艾绒24克，平铺在26厘米长、20厘米宽，质地柔软、疏松、坚韧的桑皮纸上，将其卷成直径为15厘米的圆柱形艾条，卷得越紧越好，用胶水封好。

三、药条的制作

　　在艾绒里掺入其他药物粉末制成的艾条，称为"药艾条"。药艾条由于疗效较好，故临床应用较为普遍，具体方法根据临床需要而定。

一般药物处方有以下几种

　　处方一：肉桂、干姜、木香、独活、细辛、白芷、雄黄、苍术、没药、乳香、川椒各等份，研成细末。将药末混入艾绒中，每支艾条加药末6克。

　　处方二：沉香、木香、乳香、茵陈、羌活、干姜、穿山甲*各9克，麝香少许，均匀掺在艾绒里，然后卷紧如爆竹状，外用鸡蛋清涂抹，衬以数层纸或布，按压于灼熨患处。

　　处方三：在500克艾绒中加入金粉140克，甘松30克，白芷、细辛各6克，制成无烟或微烟艾条。施灸时不会出现烟雾。

----

*穿山甲：现已不用，用其他药代替。

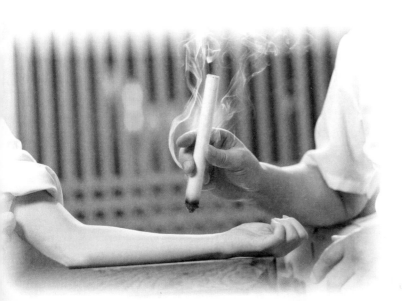

第二章　艾灸经络与穴位的基本知识

第一节 艾灸的含义与穴位的基本知识

一、经络的含义

经络中的经，有路径的含义，经脉贯通上下，沟通内外，是经络系统中的主干。络，有网络的含义，络脉是经脉别出的分支，较经脉细小，纵横交错，遍布全身。经络内属于脏腑，外络于肢节，沟通于脏腑与体表之间，将人体脏腑组织器官联系成为一个有机的整体；并借以行气血，营阴阳，使人体各部分的功能活动得以保持协调和相对平衡。

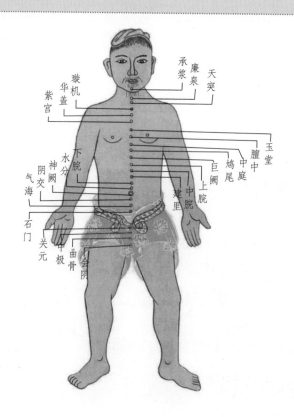

二、经络的作用

▶▶ **联络脏腑** 人体中的经络系统是一个纵横交错、沟通内外、联系上下的整体，它沟通人体中脏与脏、脏与腑、脏腑与五体之间的联系，从而使人体成为一个有机的整体。除此之外，人体中五脏六腑、四肢百骸以及皮肉筋骨等组织，之所以能保持相对平衡，完成正常的生理活动，也是依靠经络系统的联络沟通而完成的。

▶▶ **运行气血** 经络还是人体气血运行的通道，气血只有通过经络系统才能被输送到周身。气血是人体生命活动的物质基础，其作用是濡养全身脏腑组织器官，使人体完成正常的生理功能。

▶▶ **抵御外邪** 由于经络系统的作用是运行气血，那么它就可以使营卫之气密布周身，尤其是随着散布于全身的络脉，而密布于皮部。卫气是一种具有保卫机体功能的物质，它能够抵御外邪的入侵。外邪侵犯人体往往由表及里，先从皮毛开始，所以当外邪侵犯机体时，卫气就会首当其冲地发挥其抵御外邪、保卫机体的作用。

三、经络的应用

因为经络系统是联络人体内外的通道，所以当人体患病时，经络又是一个病邪传入的途径。当人体在患有某些疾病的时候，常常会在其经络循行线上出现明显的压痛、结节或条索状的反应物，此时，这些部位的皮肤色泽、形态、温度等也都会发生一定的变化。因此，通过对这些变化的观察，就可以推断疾病的病理变化。

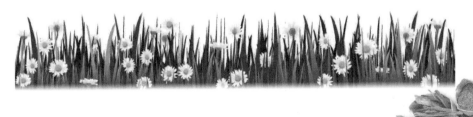

第二节　禁灸的穴位

一、禁灸穴位

哑门、风府、天柱、承光、头临泣、头维、丝竹空、睛明、素髎、禾髎、颧髎、下关、人迎、天牖、天府、周荣、渊腋、乳中、鸠尾、腹哀、肩贞、阳池、中冲、少商、鱼际、经渠、地五会、阳关、脊中、隐白、漏谷、阴陵泉、条口、犊鼻、阴市、伏兔、髀关、申脉、委中、殷门、承扶、白环俞、心俞、脑户、耳门穴。

温馨提示

　　禁灸穴位均分布于头面部、重要脏器和表浅大血管的附近，以及皮薄肌少、筋肉结聚的部位。使用艾炷直接对这些穴位施灸，会产生相应的不良后果。如在头面部穴位施灸会留下瘢痕，大血管浅表处瘢痕灸容易损伤到血管，还有一些穴位位于手或足的掌侧，如中冲、少商、隐白穴，在这类穴位施灸时可能较疼痛，易造成损伤，而且容易引起脏器的异常活动。

　　禁灸穴位是艾灸应用过程中避免事故发生的根据，是我国古人临床实践的经验之谈。但是，随着现代医学的进步，通过人体解剖学人们更加深入地了解人体各部位的结构，古人所说的禁灸穴位大都可以用艾条或者灸盒温和施灸，这样既不会对机体有创伤，又能够使艾灸疗法可以很好地为人们服务。

　　现代中医临床认为，所谓禁灸穴位只有四个，即睛明、素髎、人迎、委中。不过妇女妊娠期时，小腹部、腰骶部、乳头、阴部等均不宜施灸。

二、古今禁灸穴位对比

名称	头面颈部	胸腹胁部	肩背腰骶部	四肢部
古代禁灸穴位	哑门、风府、天柱、承光、头临泣、头维、丝竹空、攒竹、睛明、素髎、禾髎、迎香、颧髎、下关、人迎、天牖	周荣、渊液、乳中、鸠尾、腹哀	肩贞、脊中、白环俞、心俞	天府、阳池、中冲、少商、鱼际、经渠、地五会、隐白、漏谷、阴陵泉、条口、犊鼻、阴市、伏兔、髀关、申脉、委中、殷门、承扶
现代禁灸穴位	睛明、素髎、人迎	无	无	委中

三、现代禁灸穴位

睛明穴

部位：属于足膀胱经经脉的穴道，在目内眼角外约1寸处，鼻梁旁的凹陷处。

主治：急慢性眼结膜炎、眼睛充血红肿、假性近视、轻度近视、散光、老花眼、夜盲症、早期轻度白内障、迎风流泪等眼疾。

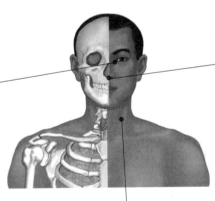

素髎穴

部位：位于人体的面部，鼻尖的正中央。

主治：鼻塞、鼻出血、鼻流清涕、鼻中肉、鼻渊、酒糟鼻、惊厥、昏迷、新生儿窒息。

人迎穴

部位：位于颈部，在前喉结外侧大约1寸处。

主治：咽喉肿痛、气喘、瘰疬、瘿气、高血压。

委中穴

部位：位于腘横纹中点，股二头肌腱与半腱肌腱中间，即膝盖里侧中央。

主治：腰背痛、下肢痿痹等腰及下肢病证、腹痛、急性吐泻、小便不利、遗尿。

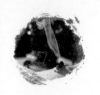

第三节　艾灸常用经穴

一、手太阴肺经

▶ 天府穴

位置：在臂内侧面，肱二头肌桡侧缘，腋前纹头下3寸处。

主治：支气管炎、支气管哮喘、鼻出血、甲状腺肿大、上臂内侧痛等病症。

灸法：艾炷灸3~5壮；艾条灸5~10分钟。

▶ 侠白穴

位置：在臂内侧面，肱二头肌桡侧缘，腋前纹头下4寸，或肘横纹上5寸处。

主治：气短、咳嗽、胸痛、上臂内侧痛、胃炎等病症。

灸法：艾炷灸3~5壮；艾条灸5~10分钟。

▶ 列缺穴

位置：在前臂桡侧缘，桡骨茎突上方，腕横纹上1.5寸，肱桡肌与拇长展肌腱之间。

主治：偏正头痛、项强、口眼喎斜、咳嗽、气喘、咽喉肿痛、掌中热、半身不遂、溺血、小便热、阴茎痛等病症。

灸法：艾炷灸5~7壮；艾条灸5~10分钟。

▶ 经渠穴

位置：在前臂掌面桡侧，桡骨茎突与桡动脉之间凹陷处，腕横纹上1寸。

主治：咳嗽、气喘、咽喉肿痛、掌中热等病症。

灸法：艾炷灸3~5壮；艾条灸5~10分钟。

▶ 太渊穴

位置：在腕掌侧横纹桡侧，桡动脉搏动处。

主治：咳嗽、气喘、咯血、胸痛、咽喉肿痛、腕臂痛、无脉症等病症。

灸法：艾条灸5~10分钟；不宜用艾炷直接灸。

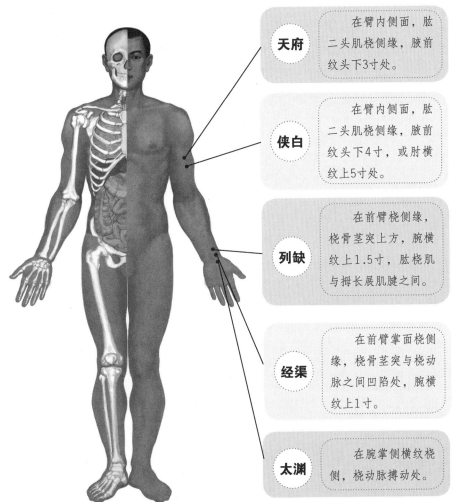

天府 在臂内侧面，肱二头肌桡侧缘，腋前纹头下3寸处。

侠白 在臂内侧面，肱二头肌桡侧缘，腋前纹头下4寸，或肘横纹上5寸处。

列缺 在前臂桡侧缘，桡骨茎突上方，腕横纹上1.5寸，肱桡肌与拇长展肌腱之间。

经渠 在前臂掌面桡侧缘，桡骨茎突与桡动脉之间凹陷处，腕横纹上1寸。

太渊 在腕掌侧横纹桡侧，桡动脉搏动处。

▶▶ 云门穴

位置：在胸外侧部，肩胛骨喙突上方（内缘），锁骨下窝凹陷处，距前正中线6寸。

主治：咳嗽、气喘、胸痛、胸中烦热、肩痛等病症。

灸法：艾炷灸3～5壮；艾条灸5～10分钟。

▶▶ 中府穴

位置：在胸外侧部，云门穴下1寸，平第1肋间隙处，距前正中线6寸。

主治：咳喘、胸闷、肩背痛、喉痹、腹胀等病症。

灸法：艾炷灸3～5壮；艾条灸5～10分钟。

▶▶ 尺泽穴

位置：在肘横纹中，肱二头肌腱桡侧凹陷处。

主治：咳嗽、气喘、咯血、潮热、胸部胀满、咽喉肿痛、小儿惊风、吐泻、肘臂挛痛等病症。

灸法：艾炷灸3～5壮；艾条灸5～10分钟。

▶▶ 孔最穴

位置：在前臂掌面桡侧，尺泽穴与太渊穴连线上，腕横纹上7寸处。

主治：咳嗽、气喘、咯血、咽喉肿痛、肘臂挛痛、疟疾等病症。

灸法：艾炷灸5～7壮；艾条灸5～10分钟。

▶▶ 少商穴

位置：在手拇指末节桡侧，距指甲角0.1寸。

主治：咽喉肿痛、咳嗽、鼻出血、发热、昏迷、癫狂等病症。

灸法：艾炷灸3～5壮；艾条灸5～10分钟。

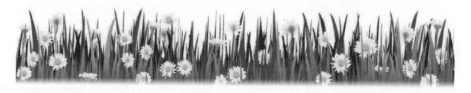

▶ 鱼际穴

位置：在手拇指本节（第1掌指关节）后凹陷处，约第1掌骨桡侧中点赤白肉际处。

主治：咳嗽、咯血、咽喉肿痛、失声、发热等病症。

灸法：艾炷灸3～5壮；艾条灸5～10分钟。

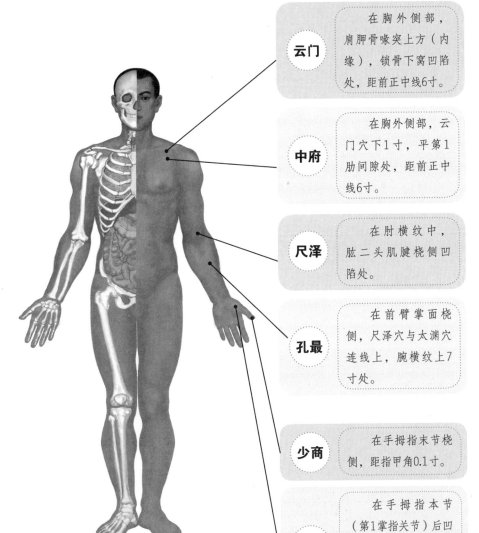

云门 在胸外侧部，肩胛骨喙突上方（内缘），锁骨下窝凹陷处，距前正中线6寸。

中府 在胸外侧部，云门穴下1寸，平第1肋间隙处，距前正中线6寸。

尺泽 在肘横纹中，肱二头肌腱桡侧凹陷处。

孔最 在前臂掌面桡侧，尺泽穴与太渊穴连线上，腕横纹上7寸处。

少商 在手拇指末节桡侧，距指甲角0.1寸。

鱼际 在手拇指本节（第1掌指关节）后凹陷处，约当第1掌骨桡侧中点赤白肉际处。

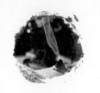

二、手阳明大肠经

▶ 偏历穴

位置：屈肘，在前臂背面桡骨侧，阳溪穴与曲池穴连线上，腕横纹上3寸处。

主治：鼻出血、目赤、耳鸣、耳聋、口眼㖞斜、喉痛、齿痛、肩臂肘腕酸痛等病症。

灸法：艾炷灸3~5壮；艾条灸5~10分钟。

▶ 阳溪穴

位置：在腕背横纹桡侧，手拇指向上翘时，当拇短伸肌腱与拇长伸肌腱之间的凹陷中。

主治：头痛、目赤肿痛、耳聋、耳鸣、齿痛、咽喉肿痛、手腕痛等病症。

灸法：艾炷灸3~5壮；艾条灸5~10分钟。

▶ 合谷穴

位置：在手背，第1、2掌骨间，第2掌骨桡侧的中点处。简便取穴：以一手的拇指指骨关节横纹，放在另一手拇、食指之间的指蹼缘上，当拇指尖下是穴。

主治：头痛、目赤肿痛、鼻出血、齿痛、牙关紧闭、口眼㖞斜、耳聋、疟腮、咽喉肿痛、热病无汗、多汗、腹痛、便秘、经闭、滞产等病症。

灸法：艾炷灸3~5壮；艾条灸5~10分钟。

▶ 二间穴

位置：在手指第2掌指关节桡侧远端赤白肉际处。

主治：目昏、鼻出血、齿痛、口㖞、咽喉肿痛、热病等病症。

灸法：艾炷灸1~3壮；艾条灸3~5分钟。

▶ 商阳穴

位置：在手指食指末节桡侧，指甲根角侧上方0.1寸。

主治：耳聋、齿痛、咽喉肿痛、颌肿、青盲、手指麻木、热病、昏迷等病症。

灸法：艾炷灸1~3壮；艾条灸3~5分钟。

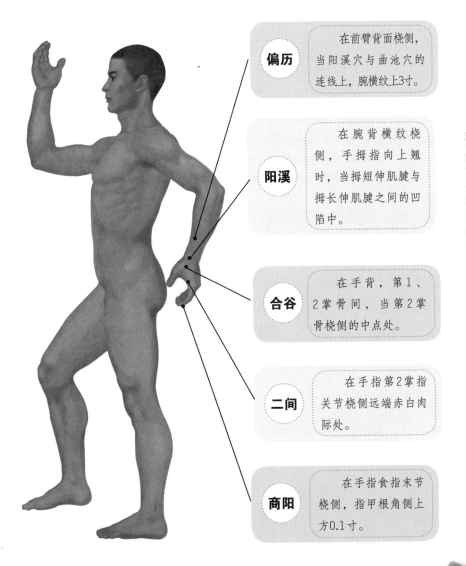

偏历 在前臂背面桡侧，当阳溪穴与曲池穴的连线上，腕横纹上3寸。

阳溪 在腕背横纹桡侧，手拇指向上翘时，当拇短伸肌腱与拇长伸肌腱之间的凹陷中。

合谷 在手背，第1、2掌骨间，当第2掌骨桡侧的中点处。

二间 在手指第2掌指关节桡侧远端赤白肉际处。

商阳 在手指食指末节桡侧，指甲根角侧上方0.1寸。

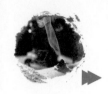

▶ **迎香穴**

位置：在鼻翼外缘中点旁，鼻唇沟中间。

主治：鼻出血、鼻塞、口眼㖞斜、面痒、胆绞痛等病症。

灸法：艾炷灸3～5壮；艾条灸5～10分钟。

▶ **口禾髎穴**

位置：人中穴旁0.5寸，鼻孔外缘直下，与人中穴相平处取穴。

主治：鼻塞、流鼻涕、鼻出血、口㖞、张口不便等病症。

灸法：艾炷灸3～5壮；艾条灸5～10分钟。

▶ **曲池穴**

位置：在肘横纹外侧端，屈肘，尺泽穴与肱骨外上髁连线中点凹陷处。

主治：齿痛、咽喉肿痛、目赤痛、瘰疬、隐疹、热病、上肢不遂、手臂肿痛、腹痛吐泻、高血压、癫狂等病症。

灸法：艾炷灸5～7壮；艾条灸5～15分钟。

▶ **手三里穴**

位置：在前臂背面桡侧，阳溪穴与曲池穴连线上，肘横纹下2寸处。

主治：齿痛、颊肿、上肢不遂、腹泻、腹痛等病症。

灸法：艾炷灸5～7壮；艾条灸5～15分钟。

▶ **上廉穴**

位置：在前臂背面桡侧，阳溪穴与曲池穴连线上，肘横纹下3寸处。

主治：头痛、肩臂疼痛、半身不遂、手臂麻木、肠鸣腹痛等病症。

灸法：艾炷灸3～5壮；艾条灸5～10分钟。

▶ **温溜穴**

位置：屈肘，在前臂背面桡侧，阳溪穴与曲池穴连线上，腕横纹上5寸处。

主治：头痛、面肿、咽喉肿痛、疔疮、肩背疼痛、肠鸣腹痛等病症。

灸法：艾炷灸3～5壮；艾条灸5～10分钟。

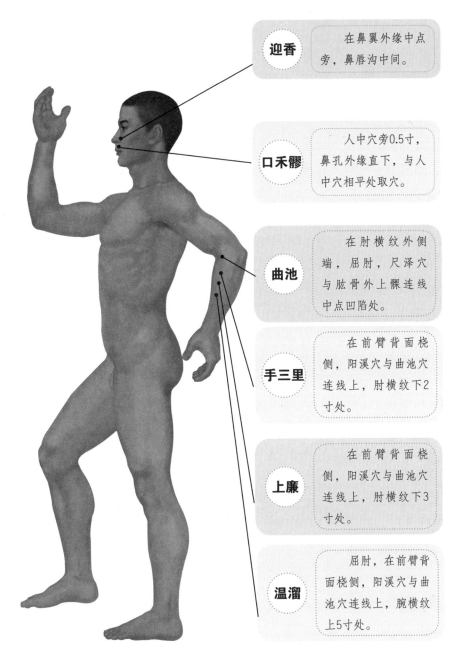

迎香 　在鼻翼外缘中点旁，鼻唇沟中间。

口禾髎 　人中穴旁0.5寸，鼻孔外缘直下，与人中穴相平处取穴。

曲池 　在肘横纹外侧端，屈肘，尺泽穴与肱骨外上髁连线中点凹陷处。

手三里 　在前臂背面桡侧，阳溪穴与曲池穴连线上，肘横纹下2寸处。

上廉 　在前臂背面桡侧，阳溪穴与曲池穴连线上，肘横纹下3寸处。

温溜 　屈肘，在前臂背面桡侧，阳溪穴与曲池穴连线上，腕横纹上5寸处。

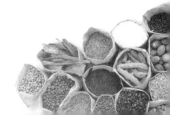

三、足阳明胃经

▶ 足三里穴

位置：在小腿前外侧，犊鼻穴下3寸，距胫骨前缘一横指（中指）。

主治：胃痛、呕吐、腹胀、腹泻、痢疾、便秘、乳痈、肠痈、下肢痹痛、水肿、癫狂、脚气、消化不良、胃肠功能紊乱等病症。

灸法：艾炷灸5～10壮；艾条灸10～30分钟。可重灸。

▶ 上巨虚穴

位置：在小腿前外侧，犊鼻穴下6寸，距胫骨前缘一横指（中指）。

主治：肠鸣、腹痛、腹胀、腹泻、便秘、肠痈、下肢痿痹、脚气等病症。

灸法：艾炷灸5～10壮；艾条灸10～30分钟。

▶ 丰隆穴

位置：在小腿前外侧，外踝尖上8寸，条口外，距胫骨前缘二横指（中指）。

主治：头痛、眩晕、痰多咳嗽、呕吐、便秘、水肿、癫狂、下肢痿痹。

灸法：艾炷灸3～7壮；艾条灸5～15分钟。

▶ 解溪穴

位置：在足背与小腿交界处的横纹中央凹陷处，长伸肌腱与趾长伸肌腱之间。

主治：头痛、眩晕、癫狂、腹胀、便秘、下肢痿痹等病症。

灸法：艾炷灸3～7壮；艾条灸5～10分钟。

▶ 冲阳穴

位置：在足背最高处，长伸肌腱和趾长伸肌腱之间，足背动脉搏动处。

主治：口眼㖞斜、面肿、齿痛、癫痫、胃痛、足软无力等病症。

灸法：艾炷灸3～7壮；艾条灸5～15分钟。

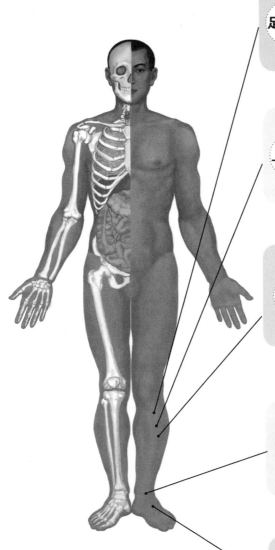

足三里 在小腿前外侧，犊鼻穴下3寸，距胫骨前缘一横指（中指）。

上巨虚 在小腿前外侧，犊鼻穴下6寸，距胫骨前缘一横指（中指）。

丰隆 在小腿前外侧，外踝尖上8寸，条口外，距胫骨前缘二横指（中指）。

解溪 在足背与小腿交界处的横纹中央凹陷处，长伸肌腱与趾长伸肌腱之间。

冲阳 在足背最高处，长伸肌腱和趾长伸肌腱之间，足背动脉搏动处。

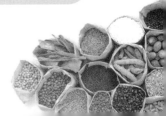

▶ 缺盆穴

位置：在锁骨上窝中央，距前正中线4寸。

主治：咳嗽气喘、咽喉肿痛、甲状腺肿大、膈肌痉挛、胸膜炎等病症。

灸法：艾炷灸3～5壮；艾条灸5～10分钟。

▶ 气舍穴

位置：在颈部，锁骨内侧端的上缘，胸锁乳突肌的胸骨头与锁骨头中间的凹陷处。

主治：咽喉肿痛、哮喘、呃逆、消化不良、食管炎、甲状腺肿、颈椎病等病症。

灸法：艾炷灸3～5壮；艾条灸5～10分钟。

▶ 梁门穴

位置：在上腹部，脐中上4寸，距前正中线2寸。

主治：呕吐、胃痛、食欲下降、大便溏薄等病症。

灸法：艾炷灸5～7壮；艾条灸5～10分钟。

▶ 天枢穴

位置：在腹中部，平脐中，距脐中2寸。

主治：腹泻、便秘、急慢性肠炎、阑尾炎、胆囊炎、肝炎、水肿、痛经、子宫内膜炎、功能性子宫出血等病症。

灸法：艾炷灸5～7壮；艾条灸10～15分钟。

▶ 陷谷穴

位置：在足背，第2、3跖骨结合部前方凹陷处。

主治：面浮身肿、目赤肿痛、肠鸣、腹痛、热病、足背肿痛等病症。

灸法：艾炷灸3～7壮；艾条灸5～15分钟。

▶ 内庭穴

位置：在足背，第2、3趾间缝纹端。

主治：咽喉肿痛、口喎、口齿痛、鼻出血、胃痛、泛酸、腹胀、腹泻、痢疾、便秘、热病、足背肿痛等病症。

灸法：艾炷灸3～7壮；艾条灸5～15分钟。

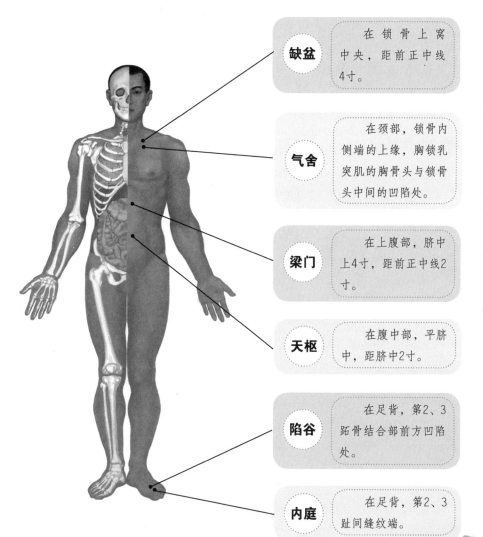

缺盆 在锁骨上窝中央，距前正中线4寸。

气舍 在颈部，锁骨内侧端的上缘，胸锁乳突肌的胸骨头与锁骨头中间的凹陷处。

梁门 在上腹部，脐中上4寸，距前正中线2寸。

天枢 在腹中部，平脐中，距脐中2寸。

陷谷 在足背，第2、3跖骨结合部前方凹陷处。

内庭 在足背，第2、3趾间缝纹端。

▶ 承泣穴

位置：在面部，瞳孔直下，眼球与眶下缘之间。

主治：近视、远视、散光、急慢性结膜炎、色盲、夜盲、青光眼、视神经萎缩、白内障、目赤肿痛、口眼㖞斜等病症。

灸法：艾炷灸1～3壮；艾条灸3～5分钟。

▶ 四白穴

位置：在面部，瞳孔直下，眶下孔凹陷处。

主治：近视、迎风流泪、目赤肿痛、面瘫、头痛、眩晕等病症。

灸法：艾炷灸1～3壮；艾条灸3～5分钟。

▶ 巨髎穴

位置：眼睛平视，瞳孔直下，平鼻翼下缘处。

主治：上眼皮跳、面瘫、牙痛、颊肿、鼻出血等病症。

灸法：艾炷灸3～5壮；艾条灸5～10分钟。

▶ 水道穴

位置：在下腹部，脐中下3寸，距前正中线2寸。

主治：尿潴留、尿路感染、疝气、肾炎、痛经、盆腔炎、子宫肌瘤等病症。

灸法：艾炷灸5～7壮；艾条灸10～15分钟。

▶ 气冲穴

位置：在腹股沟稍上方，当脐中下5寸，距前正中线2寸，动脉搏动处。

主治：痛经、月经不调、功能性子宫出血、不孕症、疝气等病症。

灸法：艾炷灸3~5壮；艾条灸5~10分钟。

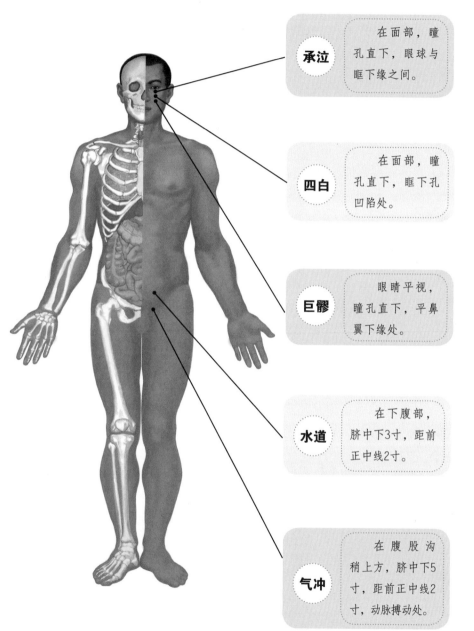

承泣 在面部，瞳孔直下，眼球与眶下缘之间。

四白 在面部，瞳孔直下，眶下孔凹陷处。

巨髎 眼睛平视，瞳孔直下，平鼻翼下缘处。

水道 在下腹部，脐中下3寸，距前正中线2寸。

气冲 在腹股沟稍上方，脐中下5寸，距前正中线2寸，动脉搏动处。

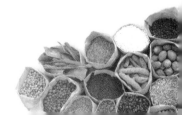

▶ 头维穴

位置：在头侧部，额角发际上0.5寸，头正中线旁4.5寸。

主治：头痛、目眩、目痛、流泪等病症。

灸法：艾炷灸1～3壮；艾条灸3～5分钟。

▶ 下关穴

位置：在面部耳前方，颧弓与下颌切迹所形成的凹陷中。

主治：耳聋、耳鸣、牙痛、张口不利、口眼㖞斜等病症。

灸法：艾炷灸1～3壮；艾条灸3～5分钟。

▶ 颊车穴

位置：在面颊部，下颌角前上方约一横指（中指），咀嚼时咬肌隆起，按之凹陷处。

主治：牙痛、面肿、口㖞、言语不清、面瘫、颊肿等病症。

灸法：艾炷灸1～3壮；艾条灸3～5分钟。

▶ 大迎穴

位置：在下颌角前方，咬肌附着部前缘，面动脉搏动处。

主治：牙痛、头痛、面瘫、面颊肿痛等病症。

灸法：艾炷灸1～3壮；艾条灸3～5分钟。

▶ 地仓穴

位置：在面部，口角外侧，上直对瞳孔。

主治：声音嘶哑、失语、面瘫、流口水、牙痛等病症。

灸法：艾炷灸1～3壮；艾条灸3～5分钟。

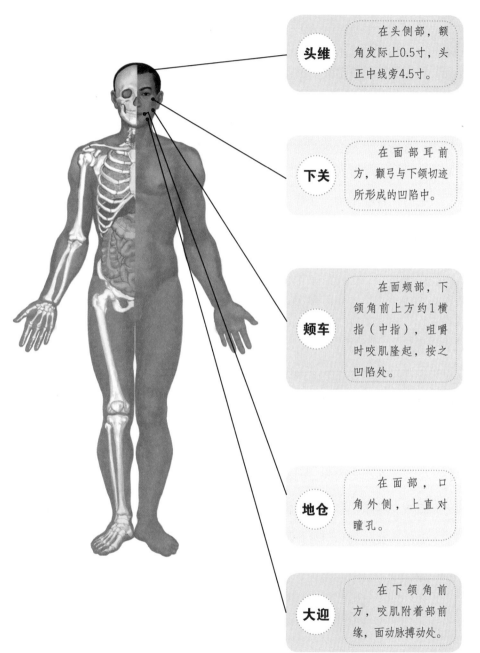

头维 在头侧部，额角发际上0.5寸，头正中线旁4.5寸。

下关 在面部耳前方，颧弓与下颌切迹所形成的凹陷中。

颊车 在面颊部，下颌角前上方约1横指（中指），咀嚼时咬肌隆起，按之凹陷处。

地仓 在面部，口角外侧，上直对瞳孔。

大迎 在下颌角前方，咬肌附着部前缘，面动脉搏动处。

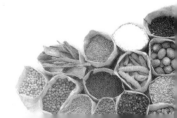

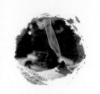

四、足太阴脾经

▶ 血海穴

位置：屈膝，在大腿内侧，髌底内侧端上2寸，股四头肌内侧头的隆起处。或以左手掌心按于患者右膝髌骨上缘，二至五指向上伸直，拇指约呈45°斜置，拇指尖下是血海穴。

主治：月经不调、经痛、经闭、功能性子宫出血、崩漏、贫血、膝痛等病症。

灸法：艾炷灸3～5壮；艾条灸5～10分钟。

▶ 阴陵泉穴

位置：在小腿内侧，胫骨内侧踝后下方凹陷处。

主治：腹胀、腹泻、水肿、黄疸、小便不利或失禁、膝痛等病症。

灸法：艾炷灸3～5壮；艾条灸5～10分钟。

▶ 地机穴

位置：在小腿内侧，内踝尖与阴陵泉穴的连线上，阴陵泉下3寸。

主治：腹痛、腹泻、小便不利、水肿、月经不调、痛经等病症。

灸法：艾炷灸3～7壮；艾条灸5～10分钟。

▶ 漏谷穴

位置：在小腿内侧，内踝尖与阴陵泉穴的连线上，距内踝尖6寸，胫骨内侧缘后方。

主治：腹胀、肠鸣、小便不利、遗精、下肢痿痹等病症。

灸法：艾炷灸3～5壮；艾条灸5～10分钟。

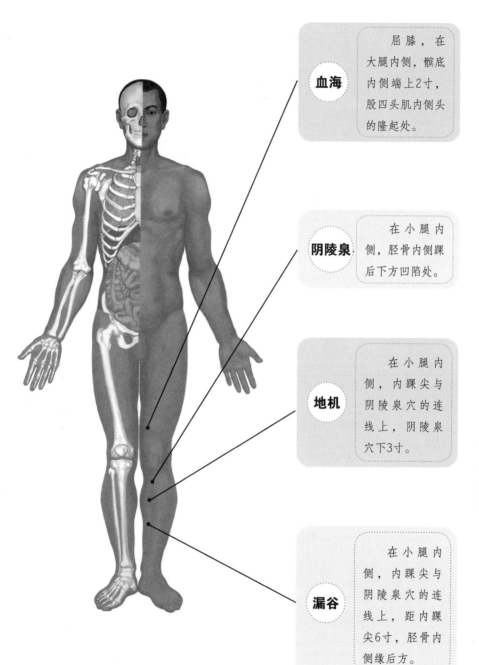

血海　屈膝，在大腿内侧，髌底内侧端上2寸，股四头肌内侧头的隆起处。

阴陵泉　在小腿内侧，胫骨内侧踝后下方凹陷处。

地机　在小腿内侧，内踝尖与阴陵泉穴的连线上，阴陵泉穴下3寸。

漏谷　在小腿内侧，内踝尖与阴陵泉穴的连线上，距内踝尖6寸，胫骨内侧缘后方。

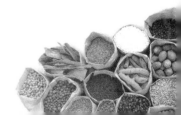

▶ 三阴交穴

位置：在小腿内侧，足内踝尖上3寸，胫骨内侧缘后方。

主治：月经不调、带下、子宫下垂、不孕、难产、遗精、阳痿、遗尿疝气、失眠、下肢痿痹、脚气等病症。

灸法：艾炷灸5~7壮；艾条灸10~15分钟。

▶ 商丘穴

位置：在足内踝前下方凹陷中，舟骨粗隆与内踝尖连线的中点处。

主治：腹胀、腹泻、便秘、黄疸、足跟痛、小腿关节酸痛麻痹等病症。

灸法：艾炷灸3~5壮；艾条灸5~10分钟。

▶ 公孙穴

位置：在足内侧缘，第1跖骨基底部的前下方。

主治：胃痛、呕吐、腹痛、腹泻、痢疾、消化不良、急慢性胃肠炎等病症。

灸法：艾炷灸3~5壮；艾条灸5~10分钟。

▶ 太白穴

位置：在足内侧缘，足大趾本节（第1跖趾关节）后下方赤白肉际凹陷处。

主治：胃痛、腹胀、腹痛、嗝气、消化不良等病症。

灸法：艾炷灸3~5壮；艾条灸5~10分钟。

▶ 大都穴

位置：在足内侧缘，足大趾本节（第1跖趾关节）前下方赤白肉际凹陷处。

主治：腹胀、胃痛、呕吐、腹泻、便秘、热病等病症。

灸法：艾炷灸3~5壮；艾条灸5~10分钟。

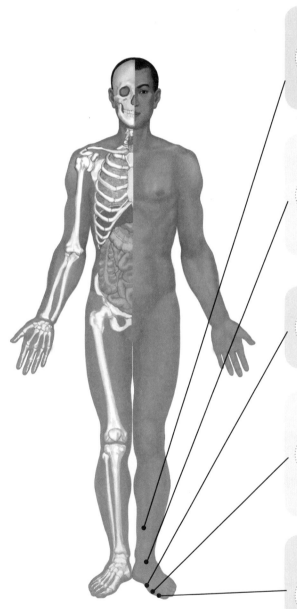

三阴交　在小腿内侧，足内踝尖上3寸，胫骨内侧缘后方。

商丘　在足内踝前下方凹陷中，舟骨粗隆与内踝尖连线的中点处。

公孙　在足内侧缘，第1跖骨基底部前下方。

太白　在足内侧缘，足大趾本节（第1跖趾关节）后下方赤白肉际凹陷处。

大都　在足内侧缘，足大趾本节（第1跖趾关节）前下方赤白肉际凹陷处。

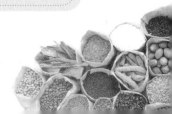

▶ **周荣穴**

位置：在胸外侧部，第2肋间隙，距前正中线6寸。

主治：胸胁胀痛、咳嗽、气喘、支气管哮喘、食管炎、乳腺炎等病症。

灸法：艾炷灸3～5壮；艾条灸5～10分钟。

▶ **大包穴**

位置：在侧胸部，腋中线上，第6肋间隙处。

主治：胸胁痛、咳嗽、气喘、全身疼痛、四肢无力等病症。

灸法：艾炷灸3～5壮；艾条灸5～10分钟。

▶ **大横穴**

位置：在腹中部，距脐中4寸。

主治：腹泻、便秘、腹痛、阑尾炎、绕脐痛、痢疾、脏躁、流行性感冒、癔症等病症。

灸法：艾炷灸3～5壮；艾条灸5～10分钟。

▶ **府舍穴**

位置：在下腹部，脐中下4.3寸，冲门穴上方0.7寸，距前正中线4寸。

主治：腹痛、疝气、阑尾炎、便秘、盆腔炎、睾丸炎等病症。

灸法：艾炷灸3～5壮；艾条灸5～10分钟。

▶ **隐白穴**

位置：在足大趾末节内侧，距趾甲角0.1寸。

主治：月经过多、崩漏、腹胀、便血、尿血、癫狂、多梦、惊风等病症。

灸法：艾炷灸5～7壮；艾条灸10～15分钟。

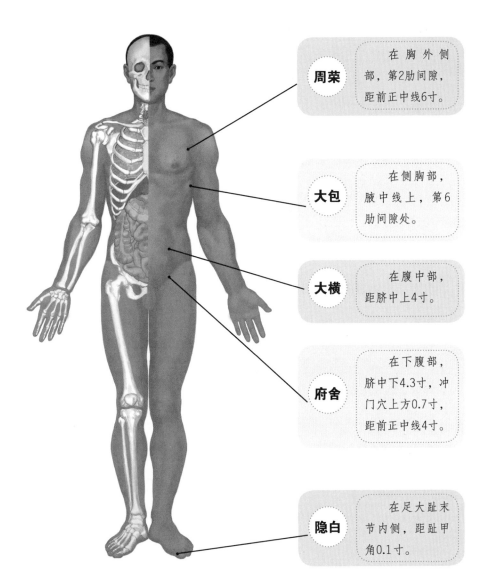

周荣 在胸外侧部，第2肋间隙，距前正中线6寸。

大包 在侧胸部，腋中线上，第6肋间隙处。

大横 在腹中部，距脐中上4寸。

府舍 在下腹部，脐中下4.3寸，冲门穴上方0.7寸，距前正中线4寸。

隐白 在足大趾末节内侧，距趾甲角0.1寸。

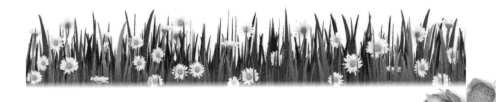

五、手少阴心经

▶ 青灵穴

位置：在臂内侧，极泉穴与少海穴的连线上，肘横纹上3寸，肱二头肌的内侧沟中。

主治：肩臂疼痛、头痛、目黄、胁痛等病症。

灸法：艾炷灸3~5壮；艾条灸5~10分钟。

▶ 少海穴

位置：屈肘，肘横纹内侧端与肱骨内上髁连线的中点处。

主治：心痛、肘臂挛痛、瘰疬、头颈痛、腋胁痛等病症。

灸法：艾炷灸3~5壮；艾条灸5~10分钟。

▶ 灵道穴

位置：在前臂掌侧，尺侧腕屈肌腱的桡侧缘，腕横纹上1.5寸。

主治：心痛、暴喑、肘臂挛痛等病症。

灸法：艾炷灸3~5壮；艾条灸5~10分钟。

▶ 通里穴

位置：在前臂掌侧，尺侧腕屈肌腱的桡侧缘，腕横纹上1寸。

主治：心悸、怔忡、暴喑、舌强不语、腕臂痛等病症。

灸法：艾炷灸3~5壮；艾条灸5~10分钟。

▶ 阴郄穴

位置：在前臂掌侧，尺侧腕屈肌腱的桡侧缘，腕横纹上0.5寸。

功能：心痛、惊悸、骨蒸盗汗、吐血、暴喑等病症。

灸法：艾炷灸3~5壮；艾条灸5~10分钟。

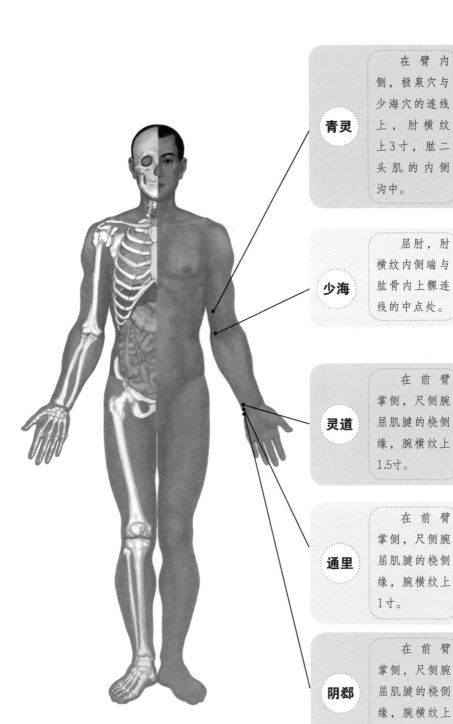

青灵 在臂内侧，极泉穴与少海穴的连线上，肘横纹上3寸，肱二头肌的内侧沟中。

少海 屈肘，肘横纹内侧端与肱骨内上髁连线的中点处。

灵道 在前臂掌侧，尺侧腕屈肌腱的桡侧缘，腕横纹上1.5寸。

通里 在前臂掌侧，尺侧腕屈肌腱的桡侧缘，腕横纹上1寸。

阴郄 在前臂掌侧，尺侧腕屈肌腱的桡侧缘，腕横纹上0.5寸。

▶▶ 神门穴

位置：在腕部，腕掌侧横纹尺侧端，尺侧腕屈肌腱的桡侧凹陷处。

主治：心痛、心烦、惊悸、健忘、失眠、癫狂、痫症、痴呆、多梦、善悲、头痛、眩晕、呕血、吐血、大便脓血、失声、咽干、掌中热、腕关节挛痛等病症。

灸法：艾炷灸3~5壮；艾条灸5~10分钟。

▶▶ 少府穴

位置：在手掌面，第4、5掌骨之间，握拳时当小指尖处。

主治：心痛、心悸、善笑、悲恐善惊、痈疡、阴痒、阴挺、阴痛、小便不利、遗尿、小指麻木、拘挛疼痛等病症。

灸法：艾炷灸1~3壮；艾条灸3~5分钟。

▶▶ 少冲穴

位置：在小指末节桡侧，距指甲角0.1寸。

主治：心痛、心悸、胸胁痛、癫狂、热病、中风、吐血、大便脓血等病症。

灸法：艾炷灸1~3壮；艾条灸3~5分钟。

▶▶ 极泉穴

位置：在腋窝顶点，腋动脉搏动处。

主治：心痛、咽干烦渴、胁肋疼痛、瘰疬、肩臂疼痛等病症。

灸法：艾炷灸3~5壮；艾条灸5~10分钟。

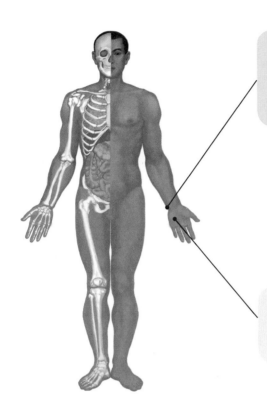

神门　在腕部，腕掌侧横纹尺侧端，尺侧腕屈肌腱的桡侧凹陷处。

少府　在手掌面，第4、5掌骨之间，握拳时当小指尖处。

少冲　在小指末节桡侧，距指5甲角0.1寸。

极泉　在腋窝顶点，腋动脉搏动处。

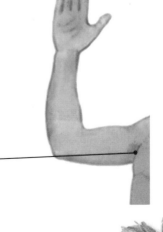

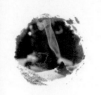

六、手太阳小肠经

▶ **阳谷穴**

位置：在手腕尺侧，尺骨茎突与三角骨之间的凹陷处。

主治：腕及前臂尺侧疼痛、手腕痛、胁痛、项肿、癫狂妄言、热病汗不出、耳鸣、耳聋、齿痛、舌强不能吮吸、颈颔肿等病症。

灸法：艾炷灸3~5壮；艾条灸5~10分钟。

▶ **腕骨穴**

位置：在手掌尺侧，第5掌骨基底与三角骨之间的赤白肉际凹陷处。

主治：头项强痛、耳鸣、目翳、黄疸、热病、疟疾、指挛腕痛等病症。

灸法：艾炷灸3~5壮；艾条灸5~10分钟。

▶ **后溪穴**

位置：在手掌尺侧，微握拳，小指本节（第5指掌关节）后的远侧掌横纹头赤白肉际凹陷中。

主治：头颈强痛、目赤、耳聋、咽喉肿痛、腰背痛、癫痫、疟疾、手指及肘臂挛痛等病症。

灸法：艾炷灸3~5壮；艾条灸5~10分钟。

▶ **少泽穴**

位置：在小指末节尺侧，距指甲角0.1寸。

主治：头痛、目翳、咽喉肿痛、乳痈、乳汁少、昏迷、热病等病症。

灸法：艾炷灸3~5壮；艾条灸5~10分钟。

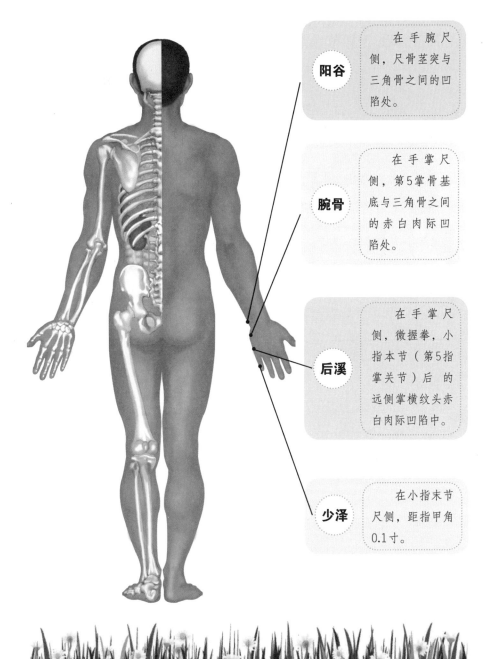

阳谷　在手腕尺侧，尺骨茎突与三角骨之间的凹陷处。

腕骨　在手掌尺侧，第5掌骨基底与三角骨之间的赤白肉际凹陷处。

后溪　在手掌尺侧，微握拳，小指本节（第5指掌关节）后的远侧掌横纹头赤白肉际凹陷中。

少泽　在小指末节尺侧，距指甲角0.1寸。

▶▶ **肩贞穴**

位置：在肩关节后下方，臂内收时，腋后纹头上1寸。

主治：肩周炎、上肢瘫痪、中风偏瘫、颈淋巴结核等病症。

灸法：艾炷灸3～5壮；艾条灸5～10分钟。

▶▶ **小海穴**

位置：在肘内侧，尺骨鹰嘴与肱骨内上髁之间凹陷处。

主治：肘臂疼痛、癫痫等病症。

灸法：艾炷灸3～5壮；艾条灸5～10分钟。

▶▶ **养老穴**

位置：在前臂背面尺侧，在尺骨头近端桡侧凹陷中。

主治：目视不明，肩、背、肘、臂疼痛等病症。

灸法：艾炷灸3～5壮；艾条灸5～10分钟。

▶▶ **听宫穴**

位置：在面部，耳屏前，下颌骨髁状突的后方，张口时呈凹陷处。

主治：耳鸣、耳聋、牙痛、癫狂等病症。

灸法：艾炷灸1～3壮；艾条灸3～5分钟。

▶▶ **颧髎穴**

位置：目外眦直下，颧骨下缘凹陷中。

主治：口眼㖞斜、牙痛、颊肿等病症。

灸法：艾炷灸1～3壮；艾条灸3～5分钟。

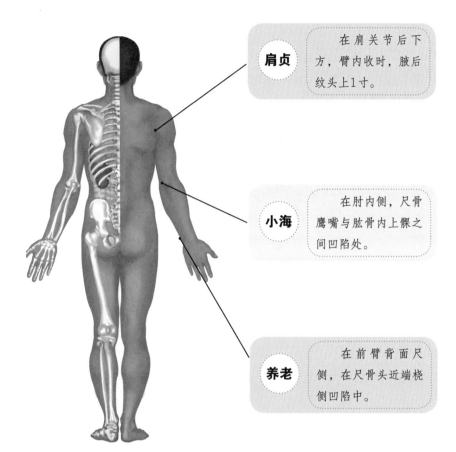

肩贞 在肩关节后下方，臂内收时，腋后纹头上1寸。

小海 在肘内侧，尺骨鹰嘴与肱骨内上髁之间凹陷处。

养老 在前臂背面尺侧，在尺骨头近端桡侧凹陷中。

听宫 在面部，耳屏前，下颌骨髁状突的后方，张口时呈凹陷处。

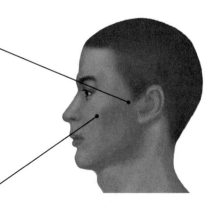

颧髎 目外眦直下，颧骨下缘凹陷中。

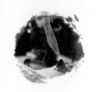

七、足太阳膀胱经

▶▶ **承山穴**

位置：在小腿后面正中，委中穴与昆仑穴之间，伸直小腿或足跟上提时腓肠肌肌腹下出现尖角凹陷处。

主治：痔疮、脚气、便秘、腰腿疼痛等病症。

灸法：艾炷灸5～7壮；艾条灸10～15分钟。

▶▶ **昆仑穴**

位置：在足部外踝后方，外踝尖与跟腱之间的凹陷处。

主治：后头痛、项强、目眩、鼻出血、癫痫、难产、腰骶疼痛、脚跟疼痛等病症。

灸法：艾炷灸3～5壮；艾条灸5～10分钟。

▶▶ **申脉穴**

位置：在足外侧部，外踝直下方凹陷中。

主治：头痛、眩晕、癫狂、失眠、目赤肿痛、腰腿酸痛等病症。

灸法：艾炷灸3～5壮；艾条灸5～10分钟。

▶▶ **金门穴**

位置：在足外侧部，外踝前缘直下，骰骨下缘处。

主治：头痛、腰痛、癫痫、小儿惊风、下肢痿痹、外踝痛等病症。

灸法：艾炷灸3～5壮；艾条灸5～10分钟。

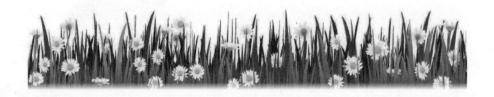

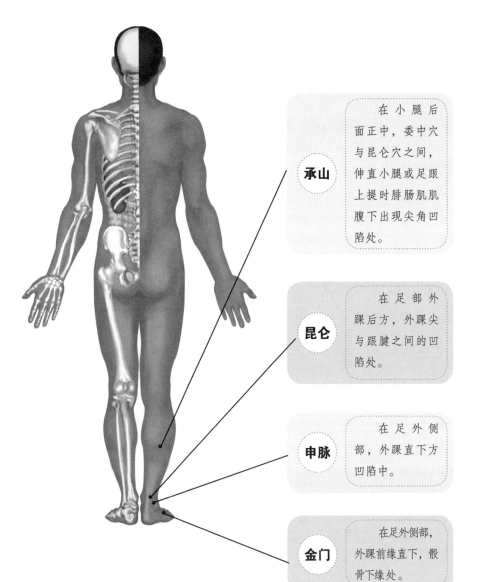

承山 在小腿后面正中，委中穴与昆仑穴之间，伸直小腿或足跟上提时腓肠肌肌腹下出现尖角凹陷处。

昆仑 在足部外踝后方，外踝尖与跟腱之间的凹陷处。

申脉 在足外侧部，外踝直下方凹陷中。

金门 在足外侧部，外踝前缘直下，骰骨下缘处。

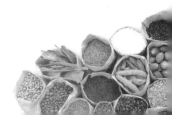

▶ 厥阴俞穴

位置：在背部，第4胸椎棘突下，旁开1.5寸。

主治：咳嗽、心痛、心悸、胸闷、呕吐、心绞痛、神经衰弱、胃炎等病症。

灸法：艾炷灸3～5壮；艾条灸5～15分钟。

▶ 心俞穴

位置：在背部，第5胸椎棘突下，旁开1.5寸。

主治：失眠、心悸、心痛、心绞痛、梦遗、盗汗、肋间神经痛、痫症、精神病等病症。

灸法：艾炷灸3～5壮；艾条灸5～15分钟。

▶ 膈俞穴

位置：在背部，第7胸椎棘突下，旁开1.5寸。

主治：呕吐、呃逆、咳嗽、哮喘、盗汗、膈肌痉挛、胃炎、溃疡病、肝炎、慢性出血性疾病等病症。

灸法：艾炷灸3～5壮；艾条灸5～15分钟。

▶ 京骨穴

位置：在足外侧部，第5跖骨粗隆下方，赤白肉际处。

主治：头痛、项强、目赤肿痛、癫痫、腰痛等病症。

灸法：艾炷灸3～5壮；艾条灸5～10分钟。

▶ 至阴穴

位置：在足小趾末节外侧，距趾甲角0.1寸。

主治：胎位不正、难产、头痛、目痛、鼻塞、鼻出血等病症。

灸法：艾炷灸3～5壮；艾条灸5～10分钟。

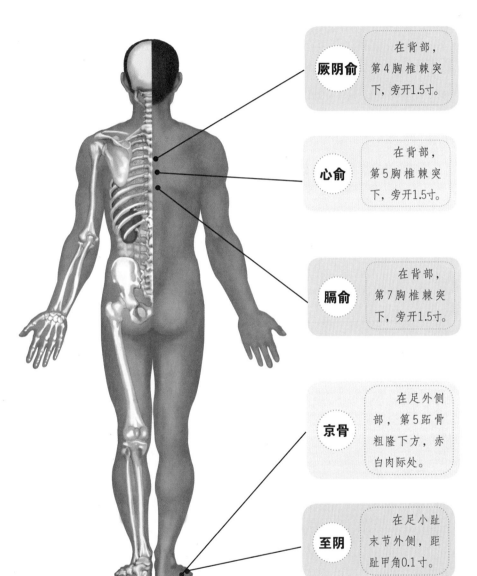

厥阴俞 在背部，第4胸椎棘突下，旁开1.5寸。

心俞 在背部，第5胸椎棘突下，旁开1.5寸。

膈俞 在背部，第7胸椎棘突下，旁开1.5寸。

京骨 在足外侧部，第5跖骨粗隆下方，赤白肉际处。

至阴 在足小趾末节外侧，距趾甲角0.1寸。

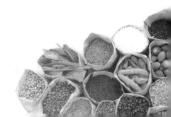

▶▶ **肝俞穴**

位置：在背部，第9胸椎棘突下，旁开1.5寸。

主治：黄疸、胁肋痛、目赤、目眩、近视、夜盲、失眠、脊背痛、肝炎、肝硬化、胆石症、结膜炎等病症。

灸法：艾炷灸3～5壮；艾条灸5～15分钟。

▶▶ **脾俞穴**

位置：在背部，第11胸椎棘突下，旁开1.5寸。

主治：胁痛、黄疸、胃炎、溃疡病、消化不良、胃下垂、慢性腹泻、贫血、水肿、失眠、便血、月经不调、功能性子宫出血等病症。

灸法：艾炷灸3～5壮；艾条灸5～15分钟。

▶▶ **胃俞穴**

位置：在背部，第12胸椎棘突下，旁开1.5寸。

主治：胃痛、腹胀、呕吐、泄泻、消化不良、胃溃疡、小儿吐乳、肝炎、糖尿病等病症。

灸法：艾炷灸3～5壮；艾条灸5～15分钟。

▶▶ **三焦俞穴**

位置：在腰部，第1腰椎棘突下，旁开1.5寸。

主治：腹泻、胃炎、肠炎、呕吐、泄泻、便秘、肾炎、尿路感染、遗精、失眠、腰脊强痛等病症。

灸法：艾炷灸5～7壮；艾条灸10～15分钟。

▶▶ **肾俞穴**

位置：在腰部，第2腰椎棘突下，旁开1.5寸。

主治：肾虚、腰痛、遗精、阳痿、早泄、月经不调、白带、尿路感染、尿潴留、耳鸣、耳聋、失眠、眩晕、慢性腰背痛等病症。

　　灸法：艾炷灸5~10壮；艾条灸10~20分钟。

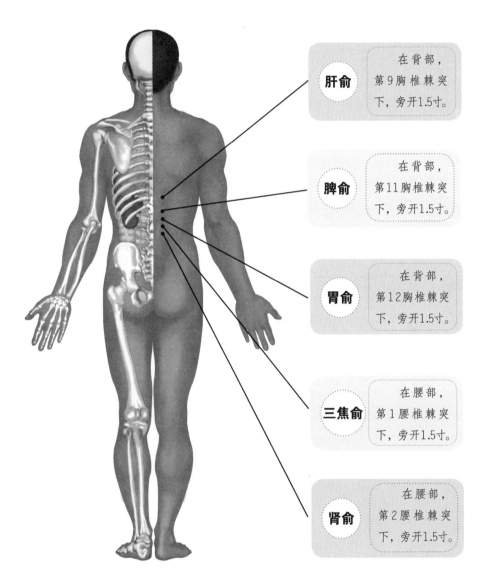

肝俞　在背部，第9胸椎棘突下，旁开1.5寸。

脾俞　在背部，第11胸椎棘突下，旁开1.5寸。

胃俞　在背部，第12胸椎棘突下，旁开1.5寸。

三焦俞　在腰部，第1腰椎棘突下，旁开1.5寸。

肾俞　在腰部，第2腰椎棘突下，旁开1.5寸。

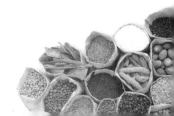

▶ 大杼穴

位置：在背部，第1胸椎棘突下，旁开1.5寸。

主治：发热、感冒、咽炎、支气管哮喘、支气管炎、增生性脊柱炎、风湿性关节炎、落枕、颈椎病、睑腺炎等病症。

灸法：艾炷灸3～7壮；艾条灸5～15分钟。

▶ 风门穴

位置：在背部，第2胸椎棘突下，旁开1.5寸。

主治：咳嗽、发热、头痛、目眩、气喘、慢性鼻炎、胸背部疾病等病症。

灸法：艾炷灸3～5壮；艾条灸5～15分钟。

▶ 肺俞穴

位置：在背部，第3胸椎棘突下，旁开1.5寸。

主治：咳嗽、气喘、鼻塞、百日咳、肺炎、肺气肿、肺结核、胸膜炎、肾炎及背部疾病等病症。

灸法：艾炷灸3～5壮；艾条灸5～15分钟。

▶ 攒竹穴

位置：在面部，眉头凹陷中，眶上切迹处。

主治：头痛、近视、流泪、急性结膜炎、目眩、眉棱骨痛、眼睑下垂等病症。

灸法：艾炷灸3～5壮；艾条灸5～10分钟。

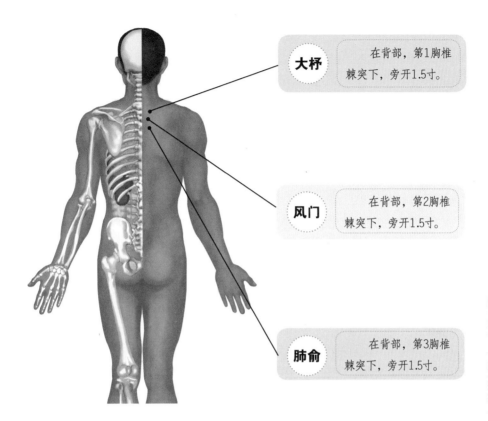

大杼 在背部，第1胸椎棘突下，旁开1.5寸。

风门 在背部，第2胸椎棘突下，旁开1.5寸。

肺俞 在背部，第3胸椎棘突下，旁开1.5寸。

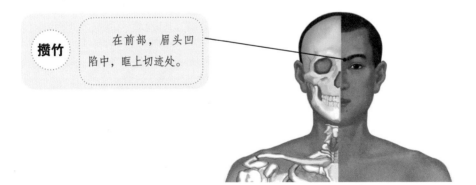

攒竹 在前部，眉头凹陷中，眶上切迹处。

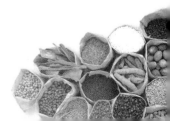

▶ 络却穴

位置：在头部，前发际正中直上5.5寸，旁开1.5寸。

主治：头晕、视物不清、耳鸣、癫狂等病症。

灸法：艾炷灸3~5壮；艾条灸5~10分钟。

▶ 通天穴

位置：在头部，前发际正中直上4寸，旁开1.5寸。

主治：头痛、眩晕、鼻塞、鼻出血、鼻流稠涕等病症。

灸法：艾炷灸3~5壮；艾条灸5~10分钟。

▶ 承光穴

位置：在头部，前发际正中直上2.5寸，旁开1.5寸。

主治：鼻塞、目眩、头痛等病症。

灸法：艾炷灸3~5壮；艾条灸5~10分钟。

▶ 天柱穴

位置：在项部大筋（斜方肌）外缘之后发际凹陷中，约当后发际正中旁开1.3寸。

主治：后头痛、颈项转侧不利、项肌强痛、咽喉痛、鼻塞、咽肿、目疾、神经衰弱等病症。

灸法：艾炷灸3~5壮；艾条灸5~10分钟。

▶ 眉冲穴

位置：在头部，攒竹穴直上入发际0.5寸，神庭穴与曲差穴连线之间。

主治：眩晕、头痛、鼻塞、癫痫等病症。

灸法：艾炷灸3~5壮；艾条灸5~10分钟。

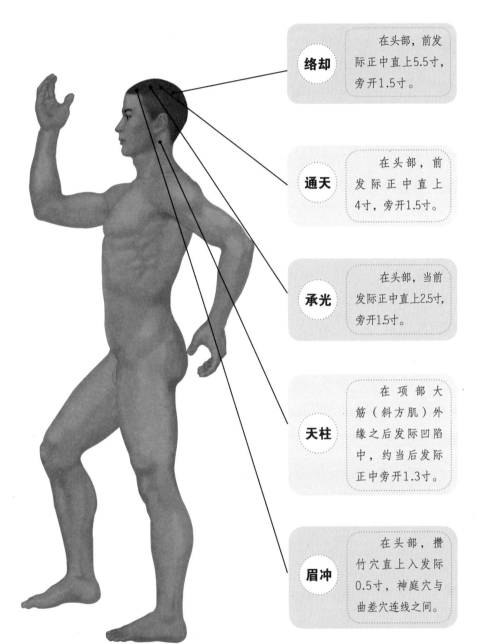

络却 在头部，前发际正中直上5.5寸，旁开1.5寸。

通天 在头部，前发际正中直上4寸，旁开1.5寸。

承光 在头部，当前发际正中直上2.5寸，旁开1.5寸。

天柱 在项部大筋（斜方肌）外缘之后发际凹陷中，约当后发际正中旁开1.3寸。

眉冲 在头部，攒竹穴直上入发际0.5寸，神庭穴与曲差穴连线之间。

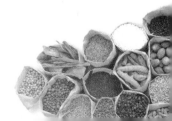

八、足少阴肾经

▶ 筑宾穴

位置：在小腿内侧，太溪穴与阴谷穴的连线上，太溪穴上5寸，腓肠肌肌腹的内下方。

主治：腹泻、水肿、黄疸、小便不利等病症。

灸法：艾炷灸3~5壮；艾条灸5~10分钟。

▶ 交信穴

位置：在小腿内侧，太溪穴直上2寸，复溜穴前0.5寸，胫骨内侧缘的后方。

主治：月经不调、崩漏、子宫下垂、疝气、腹泻、便秘等病症。

灸法：艾炷灸3~5壮；艾条灸5~10分钟。

▶ 复溜穴

位置：在小腿内侧，太溪穴直上2寸，跟腱的前方。

主治：水肿、腹胀、腹泻、盗汗、热病汗不出、下肢痿痹等病症。

灸法：艾炷灸3~5壮；艾条灸5~10分钟。

▶ 照海穴

位置：在足内侧，内踝尖下方凹陷处。

主治：月经不调、带下、子宫下垂、小便频数、小便不通、便秘、咽喉干痛、癫痫、失眠等病症。

灸法：艾炷灸3~5壮；艾条灸5~10分钟。

▶ 大钟穴

位置：在足内侧，内踝下方，跟腱附着部的内侧前方凹陷处。

主治：癃闭、遗尿、便秘、咯血、气喘、痴呆、足跟痛等病症。

灸法：艾炷灸3~5壮；艾条灸5~10分钟。

▶▶ 水泉穴

位置：在足内侧，内踝后下方，当太溪穴直下1寸，跟骨结节的内侧凹陷处。

主治：月经不调、痛经、经闭、子宫下垂、小便不利等病症。

灸法：艾炷灸3～5壮；艾条灸5～10分钟。

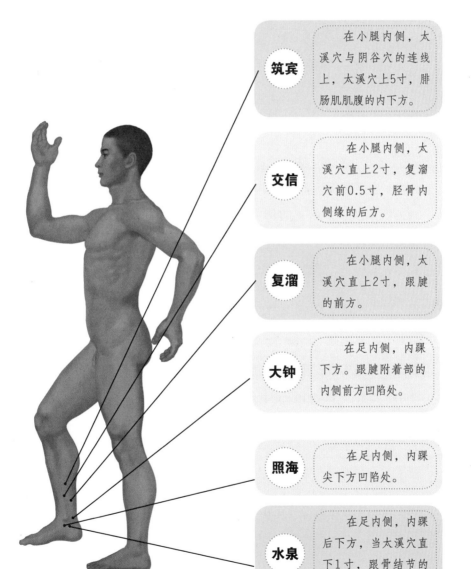

筑宾
在小腿内侧，太溪穴与阴谷穴的连线上，太溪穴上5寸，腓肠肌肌腹的内下方。

交信
在小腿内侧，太溪穴直上2寸，复溜穴前0.5寸，胫骨内侧缘的后方。

复溜
在小腿内侧，太溪穴直上2寸，跟腱的前方。

大钟
在足内侧，内踝下方。跟腱附着部的内侧前方凹陷处。

照海
在足内侧，内踝尖下方凹陷处。

水泉
在足内侧，内踝后下方，当太溪穴直下1寸，跟骨结节的内侧凹陷处。

俞府穴

位置：在胸部，锁骨下缘，前正中线旁开2寸。

主治：咳喘、呕吐、胸痛、肺气肿等病症。

灸法：艾炷灸3～5壮；艾条灸5～10分钟。

幽门穴

位置：在上腹部。脐中上6寸，前正中线旁开0.5寸。

主治：胸痛、胃痛、腹胀、呃逆、呕吐、食积、消化不良、胃溃疡等病症。

灸法：艾炷灸3～5壮；艾条灸5～10分钟。

大赫穴

位置：在下腹部，脐中下4寸，前正中线旁开0.5寸。

主治：早泄、遗精、阳痿、睾丸炎、外生殖器痛、月经不调、盆腔炎、痛经、子宫脱垂等病症。

灸法：艾炷灸3～5壮；艾条灸5～10分钟。

太溪穴

位置：在足内侧，内踝后方，内踝尖与跟腱之间的凹陷处。

主治：月经不调、肾炎、膀胱炎等病症。

灸法：艾炷灸3～5壮；艾条灸5～10分钟。

涌泉穴

位置：在足底部，卷足时足前部凹陷处，第2、3跖趾缝纹头端与足跟连线的前1/3与后2/3交点上。

主治：头痛、头昏、失眠、目眩、咽喉肿痛、失声、便秘、小便不利、小儿惊风、癫狂、昏厥等病症。

灸法：艾炷灸3～5壮；艾条灸5～10分钟。

▶ 然谷穴

位置：在足内侧缘，足舟骨粗隆下方赤白肉际处。

主治：月经不调、带下、遗精、糖尿病、腹泻、咯血、咽喉肿痛、小便不利等病症。

灸法：艾炷灸3~5壮；艾条灸5~10分钟。

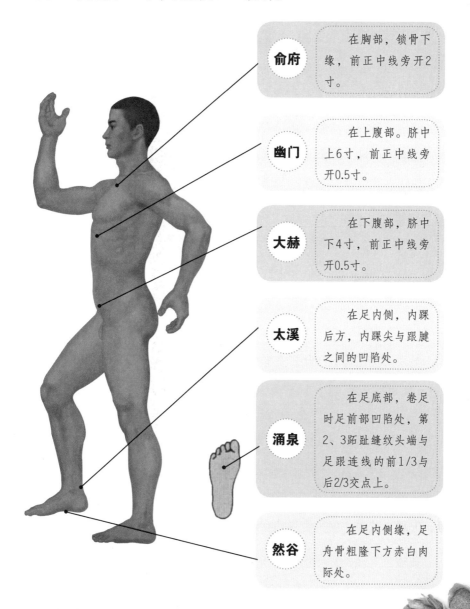

俞府 在胸部，锁骨下缘，前正中线旁开2寸。

幽门 在上腹部。脐中上6寸，前正中线旁开0.5寸。

大赫 在下腹部，脐中下4寸，前正中线旁开0.5寸。

太溪 在足内侧，内踝后方，内踝尖与跟腱之间的凹陷处。

涌泉 在足底部，卷足时足前部凹陷处，第2、3趾趾缝纹头端与足跟连线的前1/3与后2/3交点上。

然谷 在足内侧缘，足舟骨粗隆下方赤白肉际处。

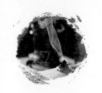

九、手厥阴心包经

▶ 曲泽穴

位置：在肘横纹中，肱二头肌腱的尺侧缘。

主治：心痛、心悸、胃痛、呕吐、泄泻、热病、急性胃肠炎、肩臂挛痛等病症。

灸法：艾炷灸3～5壮；艾条灸5～10分钟。

▶ 郄门穴

位置：在前臂掌侧，曲泽穴与大陵穴的连线上，腕横纹上5寸。

主治：心痛、心悸、呕血、咯血、疔疮、风湿性心脏病、癫痫等病症。

灸法：艾炷灸3～5壮；艾条灸5～10分钟。

▶ 间使穴

位置：在前臂掌侧，曲泽穴与大陵穴的连线上，腕横纹上3寸，掌长肌腱与桡侧腕屈肌腱之间。

主治：心痛、心悸、胃痛、呕吐、热病、疟疾、精神分裂症、癫痫等病症。

灸法：艾炷灸3～5壮；艾条灸5～10分钟。

▶ 内关穴

位置：在前臂掌侧，曲泽穴与大陵穴的连线上，腕横纹上2寸，掌长肌腱与桡侧腕屈肌腱之间。

主治：心痛、心悸、胸闷、胃痛、癫痫、热病、上肢痹痛、呕吐、偏瘫、失眠、眩晕、偏头痛等病症。

灸法：艾炷灸3～5壮；艾条灸5～10分钟。

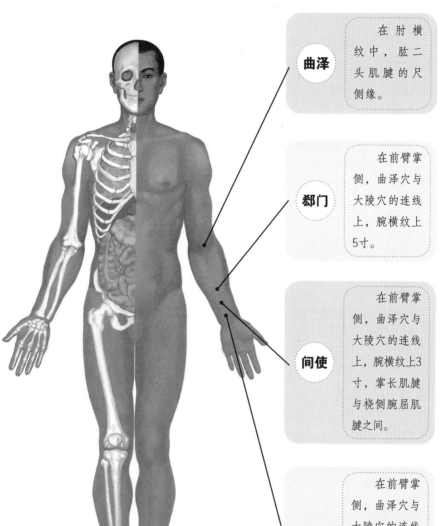

曲泽 在肘横纹中，肱二头肌腱的尺侧缘。

郄门 在前臂掌侧，曲泽穴与大陵穴的连线上，腕横纹上5寸。

间使 在前臂掌侧，曲泽穴与大陵穴的连线上，腕横纹上3寸，掌长肌腱与桡侧腕屈肌腱之间。

内关 在前臂掌侧，曲泽穴与大陵穴的连线上，腕横纹上2寸，掌长肌腱与桡侧腕屈肌腱之间。

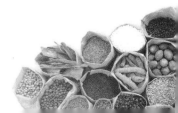

▶ **天池穴**

位置：在胸部，第4肋间隙，乳头外1寸，前正中线旁开5寸。

主治：乳汁分泌不足、胸闷、心烦、咳嗽、痰多、气喘、胸痛、腋下肿痛、瘰疬、疟疾、乳痈等病症。

灸法：艾炷灸3～5壮；艾条灸5～10分钟。

▶ **天泉穴**

位置：在臂内侧，腋前纹头下2寸，肱二头肌的长、短头之间。

主治：心痛、心动过速、心绞痛、胸胁胀满、咳嗽、胸背及上臂内侧痛等病症。

灸法：艾炷灸3～5壮；艾条灸5～10分钟。

▶ **大陵穴**

位置：在腕掌横纹的中点处，掌长肌腱与桡侧腕屈肌腱之间。

主治：心痛、心悸、怔忡、多梦、喜笑悲恐、胃痛、呕吐、癫狂、痫症、胸胁痛、腕关节疼痛、中风、手指挛急等病症。

灸法：艾炷灸3～5壮；艾条灸5～10分钟。

▶ **劳宫穴**

位置：在手掌心，第2、3掌骨之间偏于第3掌骨，握拳屈指的中指尖处。

主治：心痛、呕吐、癫痫、口疮、口臭等病症。

灸法：艾炷灸3～5壮；艾条灸5～10分钟。

▶ **中冲穴**

位置：在手中指末节尖端中央。

主治：心痛、昏迷、舌强肿痛、热病、小儿夜啼、中暑、昏厥等病症。

灸法：艾炷灸1～3壮；艾条灸5～10分钟。

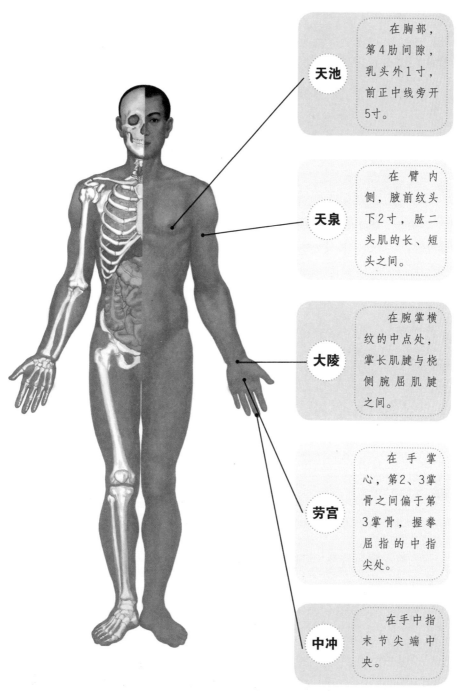

天池

在胸部，第4肋间隙，乳头外1寸，前正中线旁开5寸。

天泉

在臂内侧，腋前纹头下2寸，肱二头肌的长、短头之间。

大陵

在腕掌横纹的中点处，掌长肌腱与桡侧腕屈肌腱之间。

劳宫

在手掌心，第2、3掌骨之间偏于第3掌骨，握拳屈指的中指尖处。

中冲

在手中指末节尖端中央。

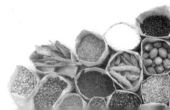

十、手少阳三焦经

▶ 阳池穴

位置：在腕背横纹中，指伸肌腱的尺侧缘凹陷处。

主治：妊娠呕吐、耳聋、咽喉肿痛、疟疾、腕痛、消渴等病症。

灸法：艾炷灸3~5壮；艾条灸5~10分钟。

▶ 中渚穴

位置：在手背部，环指本节（掌指关节）的后方，第4、5掌骨间凹陷处。

主治：头痛、目赤、耳鸣、耳聋、咽喉肿痛、热病、手指不能屈伸等病症。

灸法：艾炷灸3~5壮；艾条灸5~10分钟。

▶ 液门穴

位置：在手背部，第4、5指间，指蹼缘后方赤白肉际处。

主治：咽喉肿痛、眼睛赤涩、疟疾等病症。

灸法：艾炷灸3~5壮；艾条灸5~10分钟。

▶ 关冲穴

位置：在手环指末节尺侧，距指甲角0.1寸（指寸）。

主治：中风昏迷、热病、头痛、目赤肿痛、耳鸣、耳聋、咽喉肿痛、手肿痛等病症。

灸法：艾炷灸1~3壮；艾条灸3~5分钟。

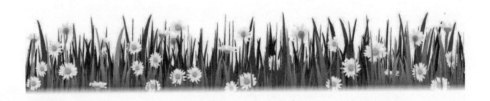

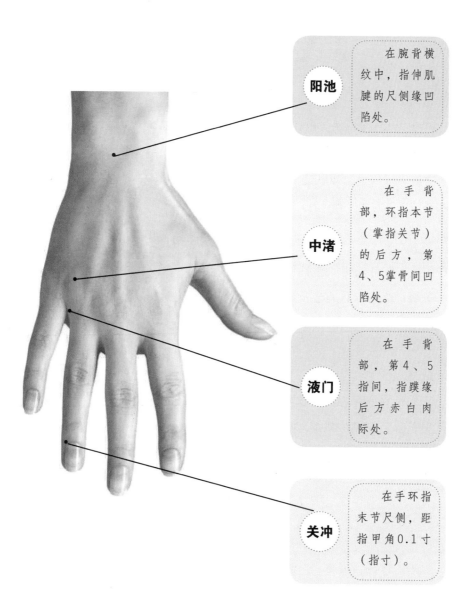

阳池 在腕背横纹中，指伸肌腱的尺侧缘凹陷处。

中渚 在手背部，环指本节（掌指关节）的后方，第4、5掌骨间凹陷处。

液门 在手背部，第4、5指间，指蹼缘后方赤白肉际处。

关冲 在手环指末节尺侧，距指甲角0.1寸（指寸）。

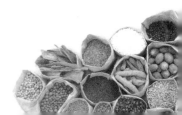

▶ 肩髎穴

位置：在肩部，肩峰角与肱骨大结节两骨间凹陷中。

主治：肩周炎、中风瘫痪、高血压等病症。

灸法：艾炷灸3～5壮；艾条灸5～10分钟。

▶ 臑会穴

位置：在臂外侧，肘尖穴与肩髎穴的连线上，肩髎穴下3寸，三角肌的后下缘。

主治：肩周炎、甲状腺肿、颈淋巴结核、目疾等病症。

灸法：艾炷灸3～5壮；艾条灸5～10分钟。

▶ 天井穴

位置：在臂外侧，屈肘时，肘尖穴直上1寸凹陷处。

主治：落枕、肘关节及周围软组织疾病、偏头痛、扁桃体炎、颈淋巴结核等病症。

灸法：艾炷灸5～7壮；艾条灸5～10分钟。

▶ 四渎穴

位置：在前臂背侧，阳池穴与肘尖穴的连线上，肘尖穴下5寸，尺骨与桡骨之间。

主治：耳聋、咽喉肿痛、暴喑、齿痛、上肢痹痛等病症。

灸法：艾炷灸3～5壮；艾条灸5～10分钟。

▶ 会宗穴

位置：在前臂背侧，腕背横纹上3寸，尺骨的桡侧缘。

主治：耳聋、癫痫、上肢痹痛等病症。

灸法：艾炷灸3～5壮；艾条灸5～10分钟。

▶ 外关穴

位置：在前臂背侧，阳池穴与肘尖穴的连线上，腕背横纹上2寸，尺骨与桡骨之间。

主治：热病、头痛、目赤肿痛、耳鸣、耳聋、瘰疬、胁肋痛、上肢痹痛等病症。

灸法：艾炷灸5～7壮；艾条灸5～10分钟。

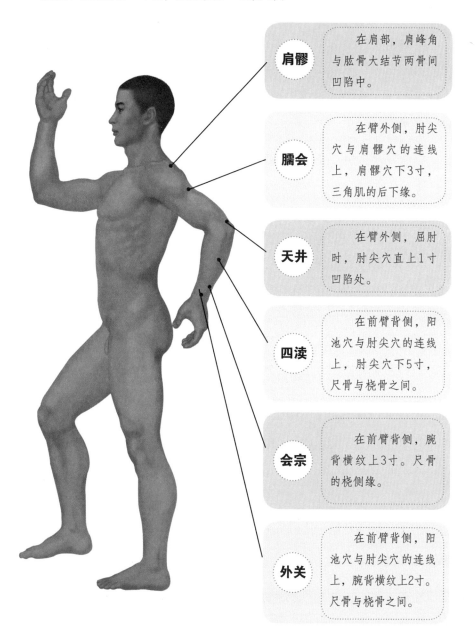

肩髎　在肩部，肩峰角与肱骨大结节两骨间凹陷中。

臑会　在臂外侧，肘尖穴与肩髎穴的连线上，肩髎穴下3寸，三角肌的后下缘。

天井　在臂外侧，屈肘时，肘尖穴直上1寸凹陷处。

四渎　在前臂背侧，阳池穴与肘尖穴的连线上，肘尖穴下5寸，尺骨与桡骨之间。

会宗　在前臂背侧，腕背横纹上3寸。尺骨的桡侧缘。

外关　在前臂背侧，阳池穴与肘尖穴的连线上，腕背横纹上2寸。尺骨与桡骨之间。

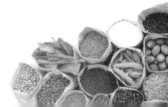

▶ **耳门穴**

位置：在面部，耳屏上切迹的前方，下颌骨髁突后缘，张口有凹陷处。

主治：耳鸣、耳聋、牙痛、面瘫、三叉神经痛等病症。

灸法：艾炷灸1～3壮；艾条灸3～5分钟。

▶ **角孙穴**

位置：在头部，折耳郭向前，耳尖直上入发际处。

主治：牙痛、视物模糊、颊肿、颈项强痛等病症。

灸法：艾炷灸1～3壮；艾条灸3～5分钟。

▶ **颅息穴**

位置：在头部，角孙穴与翳风穴之间，沿耳轮连线的上、中1/3的交点处。

主治：耳聋、耳鸣、小儿惊风、偏头痛等病症。

灸法：艾炷灸1～3壮；艾条灸3～5分钟。

▶ **瘛脉穴**

位置：在头部，耳后乳突中央，角孙穴与翳风穴之间，沿耳轮连线的中、下1/3的交点处。

主治：耳聋、耳鸣、偏头痛、小儿惊风等病症。

灸法：艾炷灸1～3壮；艾条灸3～5分钟。

▶ **翳风穴**

位置：在耳垂后方，乳突与下颌角之间的凹陷处。

主治：耳聋、耳鸣、中耳炎、面部神经麻痹、颞颌关节炎、齿痛、颊肿等病症。

灸法：艾炷灸3~5壮；艾条灸5~10分钟。

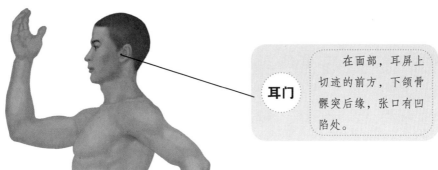

耳门 在面部，耳屏上切迹的前方，下颌骨髁突后缘，张口有凹陷处。

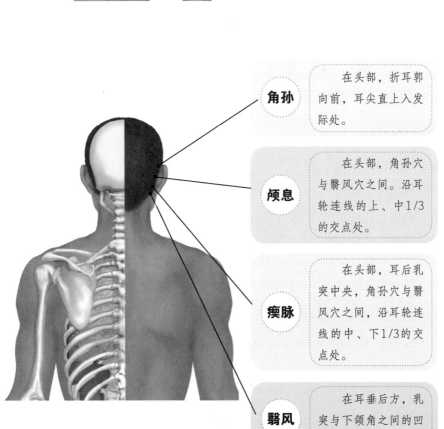

角孙 在头部，折耳郭向前，耳尖直上入发际处。

颅息 在头部，角孙穴与翳风穴之间。沿耳轮连线的上、中1/3的交点处。

瘛脉 在头部，耳后乳突中央，角孙穴与翳风穴之间，沿耳轮连线的中、下1/3的交点处。

翳风 在耳垂后方，乳突与下颌角之间的凹陷处。

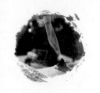
十一、足少阳胆经

▶ 环跳穴

位置：在股外侧部，侧卧屈股，股骨大转子最凸点与骶管裂孔连线的外1/3与内2/3交点处。

主治：腰腿痛、偏瘫、痔疮、带下等病症。

灸法：艾炷灸5~7壮；艾条灸10~20分钟。

▶ 风市穴

位置：在大腿外侧部的中线上，腘横纹上7寸。或直立垂手时，中指尖处。

主治：偏瘫、膝关节酸痛、全身瘙痒、脚气等病症。

灸法：艾炷灸5~7壮；艾条灸10~20分钟。

▶ 阳陵泉穴

位置：在小腿外侧，腓骨小头前下方凹陷处。

主治：胁痛、口苦、呕吐、下肢痿痹、脚气、黄疸、小儿惊风等病症。

灸法：艾炷灸5~7壮；艾条灸10~20分钟。

▶ 悬钟穴

位置：外踝高点上3寸，腓骨前缘。

主治：项强、胸胁胀痛、下肢痿痹、咽喉肿痛、脚气、痔疮等病症。

灸法：艾炷灸5~7壮；艾条灸10~15分钟。

▶ 丘墟穴

位置：在外踝的前下方，趾长伸肌腱的外侧凹陷处。

主治：胸胁胀痛、下肢痿痹、疟疾等病症。

灸法：艾炷灸3~5壮；艾条灸5~10分钟。

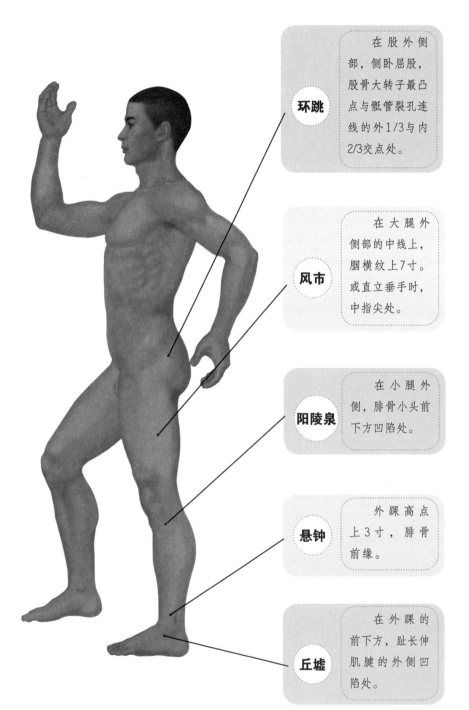

环跳　在股外侧部，侧卧屈股，股骨大转子最凸点与骶管裂孔连线的外1/3与内2/3交点处。

风市　在大腿外侧部的中线上，腘横纹上7寸。或直立垂手时，中指尖处。

阳陵泉　在小腿外侧，腓骨小头前下方凹陷处。

悬钟　外踝高点上3寸，腓骨前缘。

丘墟　在外踝的前下方，趾长伸肌腱的外侧凹陷处。

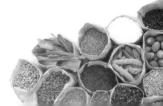

▶▶ **瞳子髎穴**

位置：目外眦旁0.5寸，眶骨外缘凹陷中。

主治：头痛、目赤肿痛、迎风流泪、视物模糊、青光眼、近视、斜视等病症。

灸法：艾炷灸1～3壮；艾条灸3～5分钟。

▶▶ **听会穴**

位置：在面部，耳屏间切迹的前方，下颌骨髁突的后缘，张口有凹陷处。

主治：耳鸣、耳聋、牙痛、口渴、面痛、烦躁等病症。

灸法：艾炷灸3～5壮；艾条灸5～10分钟。

▶▶ **侠溪穴**

位置：在足背外侧，第4、5趾间，趾蹼缘后方赤白肉际处。

主治：头痛、目眩、耳鸣、耳聋、目赤肿痛、胁肋疼痛、热病、乳痈等病症。

灸法：艾炷灸1～3壮；艾条灸5～10分钟。

▶▶ **足临泣穴**

位置：在足背外侧，足第4趾关节的后方，小趾伸肌腱的外侧凹陷处。

主治：目赤肿痛、胁肋疼痛、月经不调、尿床、乳痈、淋巴结肿大、疟疾、足背肿痛等病症。

灸法：艾炷灸1～3壮；艾条灸5～10分钟。

▶▶ **足窍阴穴**

位置：在第4趾末节外侧，距趾甲角0.1寸。

主治：失眠、耳聋、咽喉肿痛、头痛、目赤肿痛、热病、胁痛、月经不调等病症。

灸法：艾炷灸1～3壮；艾条灸5～10分钟。

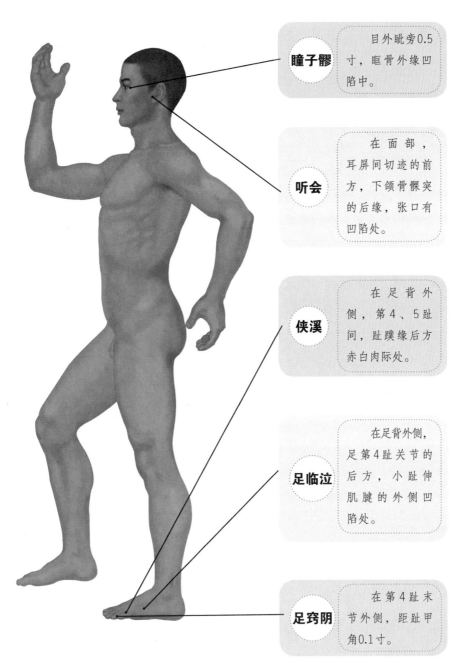

瞳子髎 目外眦旁0.5寸，眶骨外缘凹陷中。

听会 在面部，耳屏间切迹的前方，下颌骨髁突的后缘，张口有凹陷处。

侠溪 在足背外侧，第4、5趾间，趾蹼缘后方赤白肉际处。

足临泣 在足背外侧，足第4趾关节的后方，小趾伸肌腱的外侧凹陷处。

足窍阴 在第4趾末节外侧，距趾甲角0.1寸。

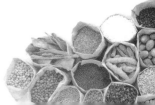

▶ **本神穴**

位置：在头部，前发际上0.5寸，神庭穴旁开3寸，神庭穴与头维穴连线的内2/3与外1/3交点处。

主治：目眩、头痛、偏瘫、颈项强痛、癫痫。

灸法：艾炷灸3～5壮；艾条灸5～10分钟。

▶ **天冲穴**

位置：在头部，耳根后缘直上，入发际2寸。

主治：头痛、癫痫、牙龈肿痛等病症。

灸法：艾炷灸1～3壮；艾条灸3～5分钟。

▶ **率谷穴**

位置：在头部，耳尖直上，入发际1.5寸。

主治：烦躁、失眠、眩晕、高血压、偏头痛、小儿惊风、急性腰扭伤等病症。

灸法：艾炷灸1～3壮；艾条灸3～5分钟。

▶ **悬厘穴**

位置：在头部鬓发上，头维穴与曲鬓穴弧形连线的上3/4与下1/4交点处。

主治：耳鸣、眩晕、偏头痛、目赤肿痛等病症。

灸法：艾炷灸1～3壮；艾条灸3～5分钟。

▶ **曲鬓穴**

位置：在头部，耳前鬓角发际后缘的垂线与耳尖水平线交点处。

主治：牙痛、头痛、暴喑、牙关紧闭等病症。

灸法：艾炷灸1～3壮；艾条灸3～5分钟。

▶ **完骨穴**

位置：在头部，耳后乳突的后下方凹陷处。

主治：头痛、颈项强痛、牙痛、口喎、癫痫、疟疾等病症。

灸法：艾炷灸3~5壮；艾条灸5~10分钟。

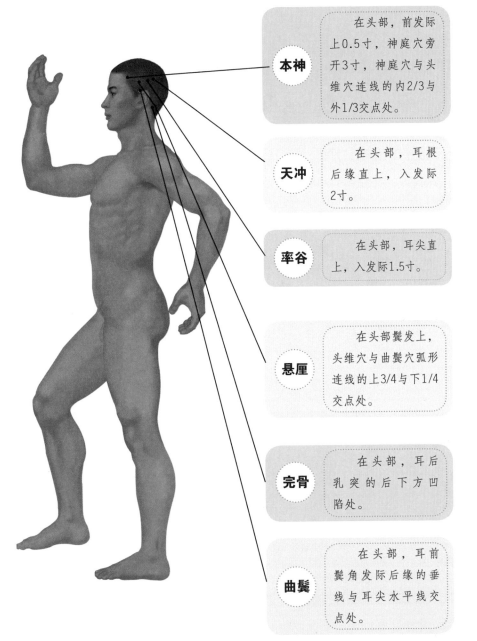

本神 在头部，前发际上0.5寸，神庭穴旁开3寸，神庭穴与头维穴连线的内2/3与外1/3交点处。

天冲 在头部，耳根后缘直上，入发际2寸。

率谷 在头部，耳尖直上，入发际1.5寸。

悬厘 在头部鬓发上，头维穴与曲鬓穴弧形连线的上3/4与下1/4交点处。

完骨 在头部，耳后乳突的后下方凹陷处。

曲鬓 在头部，耳前鬓角发际后缘的垂线与耳尖水平线交点处。

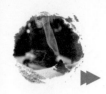

▶ 正营穴

位置：在头部，前发际上2.5寸，瞳孔直上。

主治：牙痛、面瘫、目眩、头痛等病症。

灸法：艾炷灸3～5壮；艾条灸5～10分钟。

▶ 头临泣穴

位置：在头部，瞳孔直上入前发际0.5寸，神庭穴与头维穴连线的中点处。

主治：鼻塞、目眩、头痛、流泪、小儿惊风、癫痫等病症。

灸法：艾炷灸3～5壮；艾条灸5～10分钟。

▶ 脑空穴

位置：在头部，枕外隆凸的上缘外侧，头正中线旁开2.25寸，平脑户。

主治：眩晕、颈项强痛、头痛等病症。

灸法：艾炷灸3～5壮；艾条灸5～10分钟。

▶ 风池穴

位置：在项部，枕骨之下，与风府相平，胸锁乳突肌与斜方肌上端之间的凹陷处。

主治：眩晕、失眠、头项强痛、流行性感冒、脑部疾患、目疾、鼻疾、耳鸣、头痛、中风不语、腰背痛等病症。

灸法：艾炷灸3～7壮；艾条灸5～10分钟。

▶ 阳白穴

位置：在前额部，瞳孔直上，眉上1寸。

主治：眼睛痛、上眼皮跳、头痛、视物模糊等病症。

灸法：艾炷灸3～5壮；艾条灸5～10分钟。

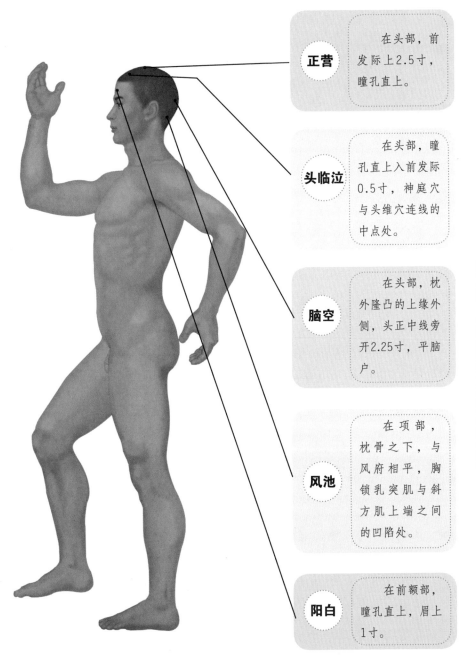

正营	在头部，前发际上2.5寸，瞳孔直上。
头临泣	在头部，瞳孔直上入前发际0.5寸，神庭穴与头维穴连线的中点处。
脑空	在头部，枕外隆凸的上缘外侧，头正中线旁开2.25寸，平脑户。
风池	在项部，枕骨之下，与风府相平，胸锁乳突肌与斜方肌上端之间的凹陷处。
阳白	在前额部，瞳孔直上，眉上1寸。

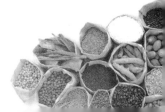

十二、足厥阴肝经

▶ **中都穴**

位置：在小腿内侧，足内踝尖上7寸，胫骨内侧面的中央。

主治：腹胀、泄泻、疝气、胁痛、小腹痛、崩漏、恶露不尽等病症。

灸法：艾炷灸3～5壮；艾条灸5～10分钟。

▶ **蠡沟穴**

位置：在小腿内侧，足内踝尖上5寸，胫骨内侧面的中央。

主治：小便不利、遗尿、月经不调、带下、恶露不绝、下肢痿痹等病症。

灸法：艾炷灸3～5壮；艾条灸5～10分钟。

▶ **中封穴**

位置：在足背侧，足内踝前，商丘穴与解溪穴连线之间，胫骨前肌腱的内侧凹陷处。

主治：遗精、疝气、小便不利、距小腿关节肿痛、肝炎、腹痛等病症。

灸法：艾炷灸3～5壮；艾条灸5～10分钟。

▶ **太冲穴**

位置：在足背侧，第1、2跖骨间隙的后方凹陷处。

主治：小儿惊风、头痛、眩晕、目赤肿痛、口㖞、胁痛、遗尿、疝气、崩漏、月经不调、癫痫、呕逆等病症。

灸法：艾炷灸3～5壮；艾条灸5～10分钟。

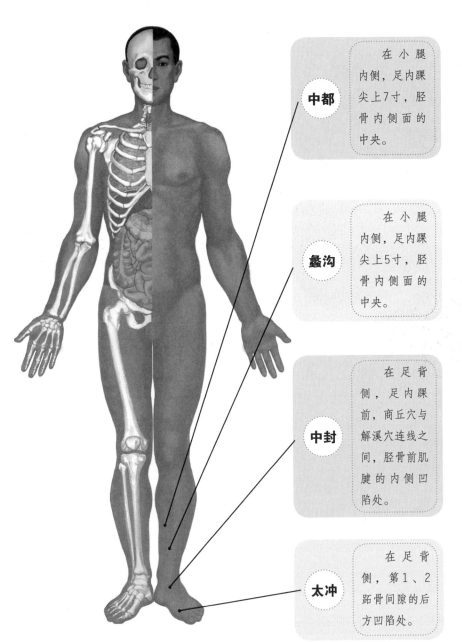

中都　在小腿内侧，足内踝尖上7寸，胫骨内侧面的中央。

蠡沟　在小腿内侧，足内踝尖上5寸，胫骨内侧面的中央。

中封　在足背侧，足内踝前，商丘穴与解溪穴连线之间，胫骨前肌腱的内侧凹陷处。

太冲　在足背侧，第1、2跖骨间隙的后方凹陷处。

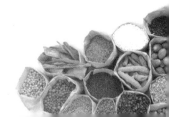

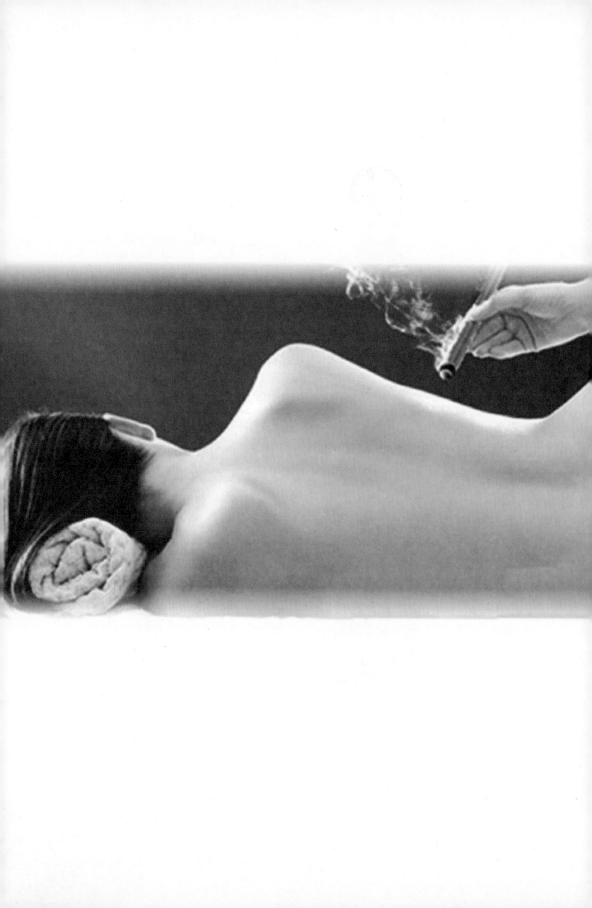

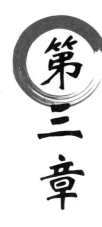

第三章　灸一灸远离亚健康

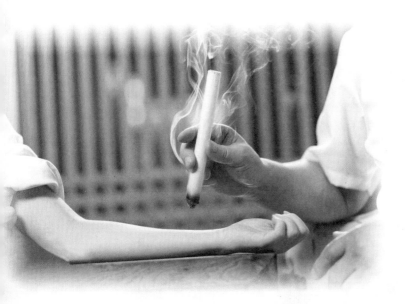

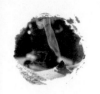

第一节　失　眠

　　失眠是一种常见的睡眠紊乱，几乎每个人都有过失眠的经历。随着社会的发展及生活节奏的加快，失眠症的发生率有上升趋势。据统计，全球约有6.3亿人患有不同程度的失眠症。

　　失眠是一种持续相当长时间睡眠的质或量令人不满意的状况，常表现为入睡困难、浅睡易醒、醒后难以入睡、多梦、白天萎靡不振、四肢无力、反应迟钝、工作效率低下、头痛、记忆力减退等。失眠如不及时得到治疗，轻则引起头晕头痛、记忆力减退；重则引起机体免疫力下降、内分泌失调、性功能减退、冠心病、高血压、抑郁症、精神分裂症等，长期失眠还会导致寿命缩短。

　诊　断

　　❶ 肝郁化火型：多由恼怒烦闷而生，表现为少寐、急躁易怒、目赤口苦、大便干结、舌红苔黄、脉弦而数等。

　　❷ 痰热内扰型：常由饮食不节、暴饮暴食、恣食肥甘生冷或嗜酒成癖，导致肠胃受热，痰热上扰，表现为不寐、头重、胸闷、心烦、嗳气、吞酸、不思饮食、苔黄腻、脉滑数等。

　　❸ 阴虚火旺型：多因体虚精亏、纵欲过度、遗精，使肾阴耗竭、心火独亢，表现为心烦不寐、五心烦热、耳鸣健忘、舌红、脉细数。

　　❹ 心脾两虚型：由于年迈体虚、劳心伤神或久病大病之后，引起气虚血亏，表现为多梦易醒、头晕目眩、神疲乏力、面黄而少华、舌淡苔薄、脉细弱。

　　取穴：脾俞、心俞、肾俞、三阴交、太溪、行间、气海、足三里穴。多梦者加灸魄户穴；健忘者加灸志室、百会穴；晕眩者加灸风池穴。

　　灸法：用艾条温和灸，每次取2～4穴，各灸5～15分钟，每日临睡前1～2小时灸一次，5～7次为一个疗程。用艾炷隔姜灸。每次取3～5个穴位，各灸5～10壮，每日或隔日临睡前1～2小时灸一次，5次为一个疗程。用温针灸，每次取2～4穴，各灸2～3壮（或5～10分钟），每日临睡前1～2小时灸一次，7次为一个疗程（每个疗程间隔3日后再进行下一个疗程）。

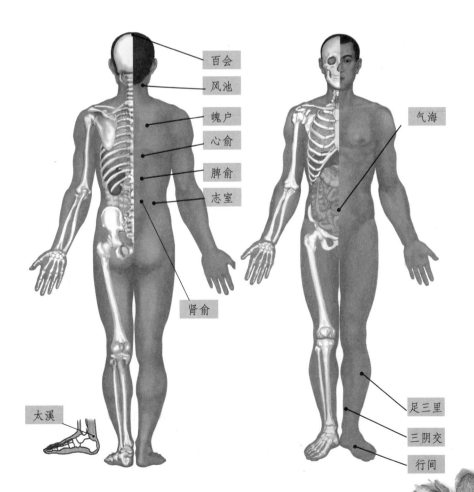

百会
风池
魄户
心俞
脾俞
志室
肾俞
太溪
气海
足三里
三阴交
行间

第二节　健忘症

健忘症，医学术语为暂时性记忆障碍。简单地说，健忘症就是大脑的思考能力（检索能力）暂时出现了障碍，因此症状随着时间的推移会自然消失。而有时看起来与这种症状很相似的痴呆症则是记忆力出现严重损伤所致，两者是截然不同的疾病。

 诊　断

从中医角度来看，健忘症是气不能均匀释放所致，正所谓上气不足。由于到脑部的气不足，脑的血液量减少导致记忆力减退。

健忘症的发病原因多样，其主要的原因是年龄，近年来健忘症发病率有低龄化趋势，但相对年轻人而言，40岁以上的中老年更容易患健忘症。持续的压力和精神紧张会使脑细胞产生疲劳，而使健忘症恶化。过度吸烟、饮酒、缺乏维生素等也可以引起暂时性记忆障碍。

对症施灸

取穴：神门、肾俞穴。

灸法：每次每穴灸15～20分钟，每日1～2次，15次为一个疗程。

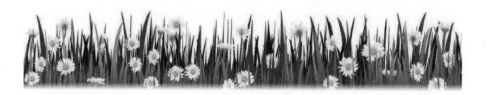

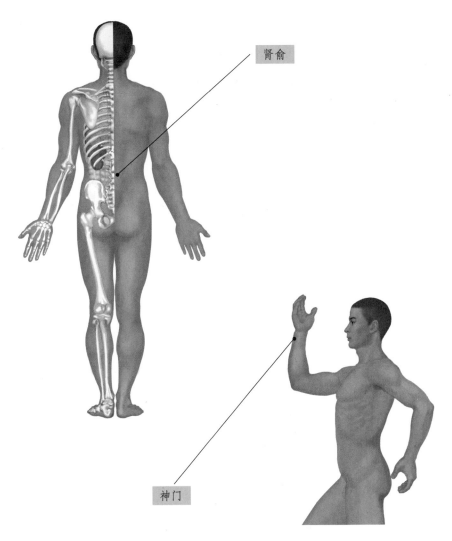

肾俞

神门

健康贴士

　　心理因素对健忘症的形成也有不容忽视的影响，注意力集中，记忆时只要聚精会神，专心致志，排除杂念和外界干扰，大脑皮质就会留下深刻的记忆痕迹而不容易遗忘。如果精神不集中，一心二用，就会大大降低记忆效率。遗忘的速度是先快后慢。对刚学过的知识趁热打铁，及时温习巩固，是强化记忆痕迹、防止遗忘的有效手段。

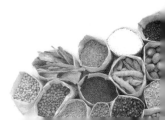

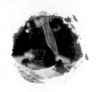

第三节　疲　劳

　　疲劳是一种十分常见的生理现象，它是指持久或过度劳累所造成的身体不适或工作效率的减退。

　　生活节奏快、生活不规律、工作学习压力大、长期抑郁、追逐名利、缺乏自我保健知识等，使健康的人出现原因不明或显著的全身倦怠，以长期、慢性、反复发作为主要特征，常伴有头痛、头晕、心悸气短、少气懒言、失眠多梦、注意力不集中、关节肌肉疼痛无力等症状。

对症施灸

　　取穴：神阙、气海、关元、涌泉穴。

　　灸法：采用温和灸，用艾条或艾炷施灸，每穴每次灸5~10壮，秋冬季的灸治时间可适当延长。

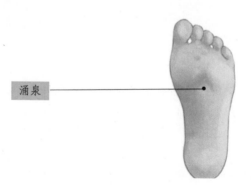

涌泉

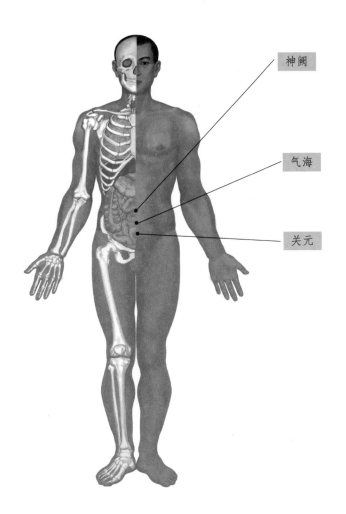

神阙

气海

关元

　　生活中，人们应避免长时间劳累或短期高强度工作，养成良好的生活方式和行为习惯，及早发现、治疗和控制慢性疾病，正确对待工作，量力而行，找到合适自己的位置，善于自我化解压力，可有效缓解疲劳。

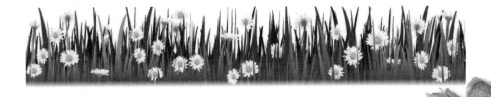

第四节　神经衰弱

神经衰弱主要表现为精神容易兴奋和脑力容易疲乏，常有情绪烦恼和心理、生理症状。患者常感觉精力不足、萎靡不振、记忆力减退、反应迟钝、学习工作中注意力不能集中，工作效率显著减退，身体有多种不适，且部位常不固定，但检查后却很少有病患。

诊　断

神经衰弱属中医的"郁病""失眠""虚劳""心悸"等范畴，中医辨证分为肝气郁结证、心肾不交证、心脾两虚证。

肝气郁结证型情志不遂。表现为精神抑郁、夜卧不安、情绪不宁、胸部满闷、胁肋胀痛、痛无定处、胸闷嗳气、不思饮食、大便不调、女子月经不调、舌淡红苔薄、脉弦。

心肾不交证型忧愁思虑、久病失养。表现为精神恍惚、心神不宁、胸闷心悸、多疑易惊、虚烦不眠、噩梦纷纭、神疲健忘、潮热盗汗、腰酸膝软、舌红少苔、脉细数。

心脾两虚证型久病失调、思虑过度。表现为饮食不节、慢性失血、多思善疑、头晕神疲、心悸胆怯、失眠健忘、面色不华、倦怠乏力、女子月经量少、舌淡苔薄白、脉细弱。

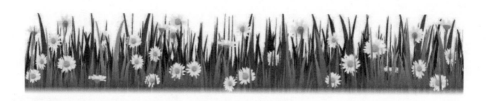

取穴：神门、内关、足三里、安眠穴。

肝气郁结者加灸阳陵泉、行间、太冲穴；心脾两虚者加灸大陵、三阴交及心俞、脾俞穴；肝肾阴虚者加灸肝俞、脾俞、太溪、三阴交穴；肾气虚亏者加灸命门、肾俞、气海、关元穴。

灸法：每次选4~5个穴位，采用艾灸温和灸法，每穴至少灸15分钟。也可以采用艾炷无瘢痕灸法，每穴灸3~7壮，每日一次，10次为一个疗程。

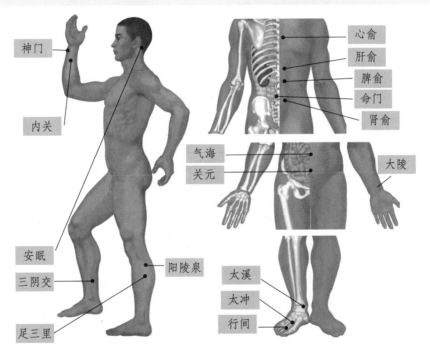

神门

内关

心俞
肝俞
脾俞
命门
肾俞

气海
关元

大陵

安眠
三阴交

阳陵泉

足三里

太溪
太冲
行间

健康贴士

深呼吸法，做到深长缓慢，腹部上下起伏，注意体会呼吸时的声音和躯体越来越放松的感觉。根据自己的症状情况和条件，选用一些古典式轻音乐，或清晨，或下午作业疲劳时，或入睡前，边休息边听听轻音乐。通过自我暗示法加以自我调节。比如在睡前主要通过言语暗示，以放松身体各部位。

第三章 灸—灸远离亚健康

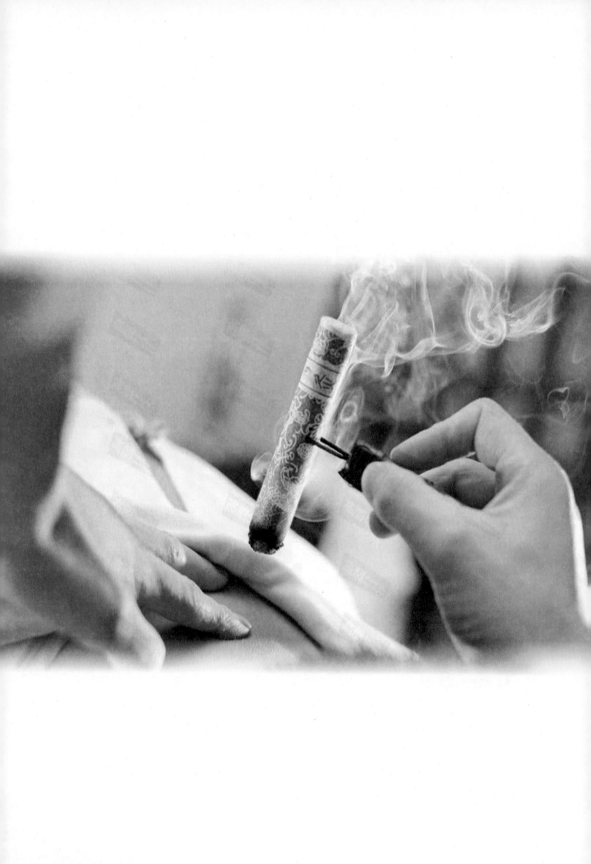

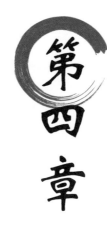

第四章

灸一灸调治内科疾病

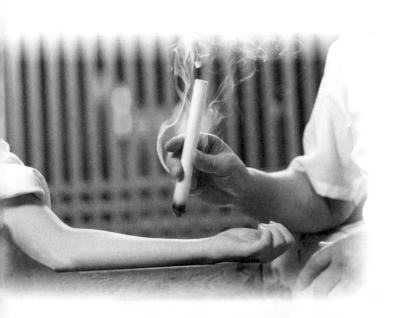

第一节 发 热

发热，是指体温升高超过正常范围。健康人的体温一般为36～37℃，当口温超过37.2℃、肛温超过37.7℃、腋温超过37℃时，说明已有发热。根据发热的高低程度可分为以下几种：低热是指体温在37.3～38℃，中热是指体温在38.1～39℃，高热是指体温超过39.1℃。中医学根据病因病机将发热分为外感发热和内伤发热两大类。

对症灸治

▶ 外感发热

症状：多见于外感热性病中，表现为高热不退、体温多在39℃以上、无汗或伴有其他症状。

取穴：大椎、曲池穴。恶风或恶寒明显者加风门穴；咳嗽重者，加肺俞穴；体质虚弱者，加足三里穴。

灸法：用艾条温和灸，艾条距施灸部位2～3厘米，每穴施灸10分钟，施灸时局部皮肤红润并有灼热感，以不烫伤皮肤为度，每日灸一次。

▶ 内伤发热

症状：多表现为低热，体温并不升高，一般起病缓慢，病程较长，常伴有头晕、疲乏等虚弱之象。

取穴：脾俞、气海、足三里穴。气虚者加百会、神阙、关元穴；血虚者加膏肓、膈俞、合谷、悬钟穴。

灸法：用艾炷隔姜灸，每次选3～5个穴，各灸5～7壮，每日灸一次，10次为一个疗程；或用艾条温和灸，每次选3～5个穴，各灸10～15分钟，以使局部皮肤红润为度，每日灸一次，10次为一个疗程。

对症穴位图解

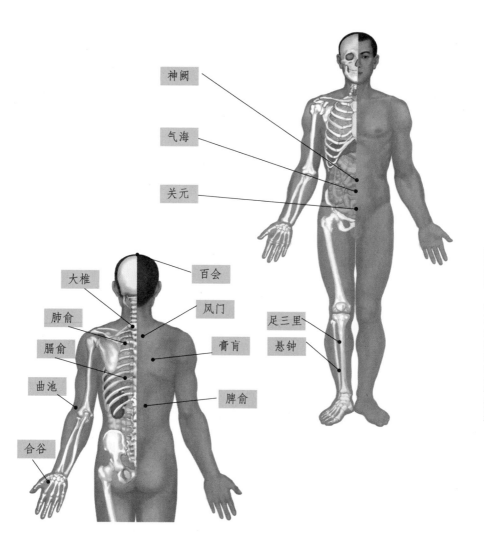

神阙
气海
关元

百会
大椎
风门
肺俞
膏肓
膈俞
足三里
曲池
悬钟
脾俞
合谷

健康贴士

　　发热患者在饮食上宜选择清淡、易于消化的流食或半流食，以补充人体消耗的水分，如汤汁、饮料、稀粥之类，宜多吃富含维生素及膳食纤维的蔬菜瓜果。忌吃黏糯滋腻、难以消化的食物以及高脂肪、油炸、烧烤类食物。

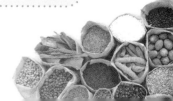

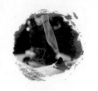

第二节　感　冒

感冒是一种常见的外感性疾病，一年四季均可发病。一般感冒轻者，俗称"伤风"；病情重者，且在一个时段内引起广泛流行的，称为"流行性感冒"。感冒患者因外感病邪的不同，主要有风寒感冒、风热感冒、暑湿感冒和流行性感冒四种类型。

对症灸治

▶ 风寒感冒

症状：浑身酸痛、鼻塞流涕、痰呈白色、发热等。

取穴：迎香、印堂、上星、攒竹、太阳。

灸法：用清艾条从迎香穴开始顺鼻梁往上灸至印堂、上星穴；然后从印堂穴沿攒竹穴到太阳穴。每处灸至皮肤潮红为度。

▶ 风热感冒

症状：发热重、头胀痛、有汗、咽喉红肿疼痛、咳嗽、痰黏或黄、鼻塞黄涕、口渴喜饮、舌尖边红、苔薄白微黄。

取穴：大椎、风门、足三里、肺俞、风池穴。鼻塞加灸迎香穴；咳嗽加灸天突穴；头痛加灸太阳、印堂穴。

灸法：采用温和灸，每次灸20～30分钟，每日1~2次，5~7日为一个疗程。

▶ 暑湿感冒

症状：发热重、恶寒轻，一般没有寒冷感觉。

取穴：大椎、风门、足三里、肺俞、风池穴。鼻塞加灸迎香穴；咳嗽加灸天突穴；头痛加灸太阳、印堂穴。

灸法：温和灸，每次灸20～30分钟，每日一次，一周为一个疗程。

▶ 流行性感冒

症状：发热发冷、出汗、全身酸痛、咳嗽、鼻塞等。

取穴：大椎、肺俞、委中穴。

灸法：用隔姜灸，每穴灸2～3壮，每日2～3次。

对症穴位图解

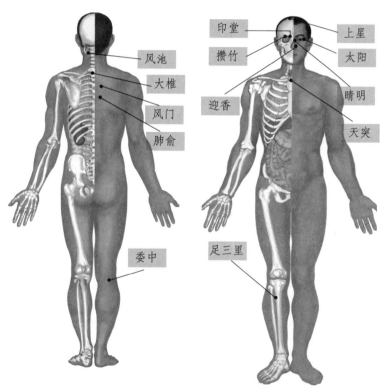

风池

大椎

风门

肺俞

委中

印堂

攒竹

迎香

上星

太阳

睛明

天突

足三里

辅助疗法

姜糖水：生姜15克（切片），红糖30克。水一碗，加入生姜，煮沸2分钟，再入红糖煮1分钟，即可趁热饮用，饮后盖被发汗。可辛温解表，治疗风寒感冒。

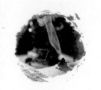
第三节　便　秘

　　中医学认为，便秘为大肠传导功能失常所致，但常与脾、胃、肺、肝、肾等脏腑功能失调有关。外感寒热之邪、内伤饮食情志、阴阳气血不足等皆可导致便秘。概括说来，便秘的直接原因不外乎热、气滞、寒、虚四种，胃肠积热者发为热秘，气机瘀滞者发为气秘，阴寒积滞者发为冷秘，气血阴阳不足者发为虚秘。根据病理，便秘可分为功能性便秘和器质性便秘两种。

对症灸治

▶ **功能性便秘**

　　症状： 大便不通或粪便坚硬，有便意而排出困难；或排便间隔时间延长，三天以上排便一次。下腹部有钝痛和不适感，排便后可减轻，粪形如羊粪球状，食欲下降，常伴有头痛、眩晕、心悸气短、烦躁等症状。

　　取穴： 太冲、大敦、大都、支沟、天枢穴。

　　灸法： 温和灸，每次每穴艾灸15～20分钟；或者艾炷隔姜灸，姜片中穿数孔，姜片上放艾炷施灸，每次选3~5穴，每穴灸3～10壮，每日或隔日一次，10天为一个疗程。

▶ **器质性便秘**

　　症状： 大肠发生形态改变而致粪便通过障碍形成的便秘。譬如肿瘤引起的便秘，多有粪便形状的改变，且常伴有脓血和黏液。突然便闭、腹痛、恶心、呕吐，应考虑是肠梗阻和肠套叠等疾病。若腹部手术后便秘，则应考虑肠粘连的发生。

　　取穴： 大肠俞、天枢、支沟、上巨虚穴。

灸法：艾炷无瘢痕灸，在施灸部位上点燃小艾炷，至皮肤感觉灼痛时停止，并更换新艾炷，连灸3～7壮，以施灸穴位皮肤充血红润为度。

对症穴位图解

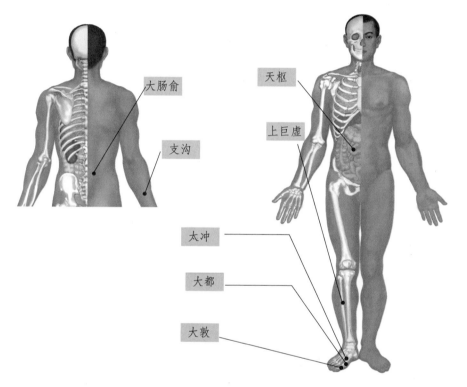

大肠俞

支沟

天枢

上巨虚

太冲

大都

大敦

辅助疗法

香蜜茶：蜂蜜65克，香油35毫升。将香油兑入蜂蜜中，加沸水冲调即可。每日早晚各服一次。可润肠通便，治疗习惯性便秘。

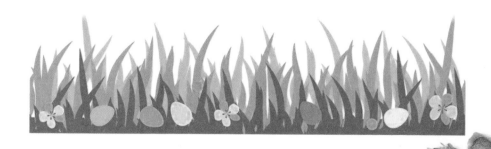

第四节　高血压

动脉血压高于正常值叫作高血压，即体循环动脉血压长期高于140/90毫米汞柱*，尤其是舒张压持续超过90毫米汞柱时出现的综合征。本病起病隐匿、病程进展缓慢，早期仅在精神紧张、情绪波动或过度劳累之后出现暂时和轻度的血压升高，去除诱因或休息后可以恢复，称为波动性高血压。

对症灸治

症状：高血压患者可出现头痛、头晕、头胀、耳鸣、眼花、失眠、健忘、注意力不集中、胸闷、乏力、心悸等症状。长期的高血压易并发心、脑、肾的损害。

取穴：百会、足三里、曲池、涌泉穴。

灸法：采用艾条雀啄灸，从远处向百会穴接近，当患者感觉烫为1壮，然后将艾条提起，再从远端向百会穴接近，同样患者感觉烫为1壮，如此反复10次为10壮。2壮之间应间隔片刻，以免皮肤起疱，隔日灸一次；采用艾条温和灸法，灸足三里、曲池、涌泉穴，每穴灸5~10分钟，每日或隔日一次，10次为一个疗程。

---

*1毫米汞柱约等于0.133千帕。

对症穴位图解

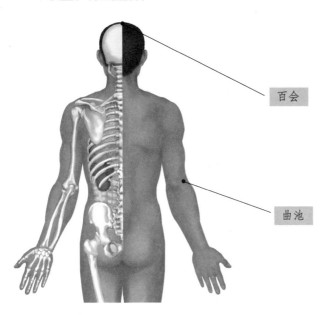

百会

曲池

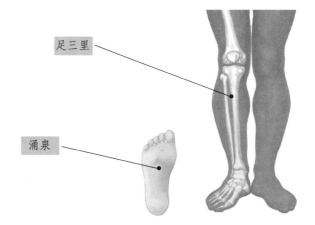

足三里

涌泉

辅助疗法

菊槐茶：菊花、槐花、绿茶各3克。将上三味放入瓷杯中，以沸水冲泡，加盖浸泡5分钟即可。每日1剂，不拘时频频饮之。可平肝祛风，清风降压，治疗高血压引起的头痛、头胀、眩晕。

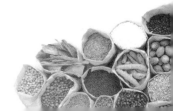

第五节　低血压

低血压是指以体循环动脉血压偏低为主要症状的一种疾病。一般成人如收缩压低于90毫米汞柱，舒张压低于60毫米汞柱时即称为低血压。本病大致可归属于中医学"眩晕"的范畴，其发病主要与体质虚弱、思虑劳倦、情志因素等有关，病机主要在于各种因素导致心阳不振、阳气不能达于四肢。低血压一般分为急性低血压和慢性低血压。

对症灸治

▶ 急性低血压

症状：多见于各种休克和急性心血管障碍，具体表现为头晕、头痛、食欲下降、疲劳、脸色苍白、消化不良、晕车晕船等。

取穴：膻中、气海、三阴交穴。

灸法：采用艾条灸，每穴灸10分钟；也可用艾炷灸，每穴灸5～7壮，20次为一个疗程。

▶ 慢性低血压

症状：即血压长期偏低，多伴有头晕、头昏、乏力、易疲劳等症状。据统计，低血压发病率为4%左右，老年人群可达10%。

取穴：神阙、关元、足三里、百会、脾俞、肾俞、涌泉穴。

灸法：采用艾条灸，每穴灸10分钟；也可用艾炷灸，每穴灸5～7壮，20次为一个疗程；或采用艾炷无瘢痕灸，每次取2～4穴，将麦粒大小的艾炷置于所取穴位上，每穴灸3～5壮，隔日灸一次，10次为一个疗程。

对症穴位图解

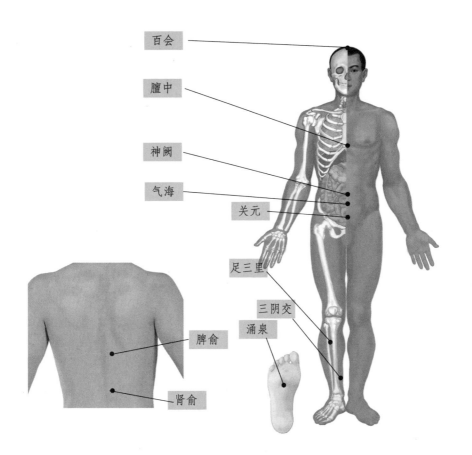

百会

膻中

神阙

气海

关元

足三里

三阴交

涌泉

脾俞

肾俞

辅助疗法

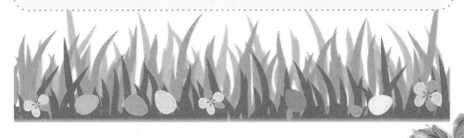

　　黄芪当归鸡粥：黄芪30克，当归15克，母鸡肉250克，粳米200克，香油、盐适量。将黄芪、当归加水煎取药汁，母鸡肉及粳米一同洗净，置于药汁中，加水适量，武火煮沸，转用文火熬煮成稀粥，加香油、盐调味即成。可益气养血，平衡血压，治疗气血两虚型低血压。

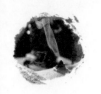

第六节　高脂血症

高脂血症是指由于脂肪代谢或转运异常使一种或多种血浆脂质蛋白浓度超过正常范围。在中医学中无此病名，但其症状可见于"眩晕""中风""脑痹"等病症中，属"痰浊""痰痹"范畴。高脂血症是一组以脏腑功能失调、膏脂输化不利而致以痰浊为主要致病因素的疾病。痰浊致病周身无处不到。在临床上，有的患者因脾虚痰瘀阻络而肢麻；有的因肝肾不足聚痰生瘀而致头痛眩晕；有的因心脾不足，痰瘀阻痹胸阳而致胸痹；有的因脾肾两虚，痰瘀阻窍而成痴呆。这些患者通过化痰浊、行痰瘀治疗均可取得一定疗效。

对症灸治

症状：症见体型肥胖、心悸眩晕、胸脘痞满、腹胀纳呆、乏力倦怠、口渴不欲饮水、苔腻、脉濡；或耳鸣健忘、失眠多梦、咽干、腰膝酸软、五心烦热；或憋闷不适、性情急躁、刺痛拒按、舌紫暗或见瘀斑、脉滑涩。

取穴：①关元、丰隆、悬钟、足三里穴。②脾俞、肝俞、丰隆、内关、足三里、三阴交、中脘穴。

灸法：用艾条温和灸，将①组的每个穴位灸15分钟，每日一次，共灸30天；也可用艾炷灸，每穴灸5~7壮，20次为一个疗程；或用艾条温和灸法，从②组中每次取3~5穴，各灸10~15分钟，每日或隔日一次，15次为一个疗程。

对症穴位图解

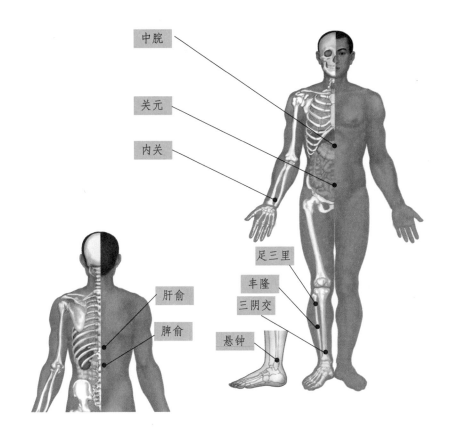

中脘
关元
内关
足三里
丰隆
三阴交
悬钟
肝俞
脾俞

辅助疗法

　　荷叶茶：干荷叶9克。将干荷叶冲洗除尘，沥干水分，搓碎，水煎成汁，代茶频饮。可健脾利湿、散瘀和胃、祛脂消腻，治疗高脂血症。

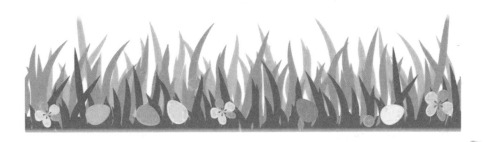

第七节　糖尿病

糖尿病是一种多病因的代谢疾病，以高血糖为主要标志。伴有因胰岛素分泌缺陷或作用缺陷引起的碳水化合物、脂肪和蛋白质代谢紊乱。糖尿病的病因很复杂，至今仍没有完全研究清楚。不同类型糖尿病的病因不尽相同，即使在同一类型中也存在着异质性。总的来说，遗传因素及环境因素共同参与其发病过程。

对症灸治

症状：糖尿病患者的典型症状有多尿、多食、多饮及消瘦。患者尿意频频，多者一昼夜可有20余次，夜间多次起床小便，还会影响睡眠。不仅尿次多，量也大，一日总尿量常在2升以上，偶可有10余升。多尿失水后便口渴频饮，饮水次数及饮水量均大增。善饥多食，食欲常亢进，易有饥饿感，一日进食5～6次，主食多者0.5～1千克，食菜量也比正常人多1倍以上，但仍不满足。有的还伴有疲乏、消瘦、虚弱、面容憔悴、精神不振、阳痿不育、月经失调、便秘、视力障碍等。

取穴：①脾俞、肺俞、大椎、神阙、关元、足三里穴。②气海、关元、中脘、足三里、身柱、肾俞、大椎、梁门、肝俞穴。③肺俞、脾俞、胃俞、大椎、足三里、太溪穴。

灸法：用艾条温和灸或艾灸盒置于腹部施灸，每日1～2次，每次选灸1组穴，每穴15～20分钟。每10天为一个疗程，疗程间休息3～5天再继续下一个疗程，3个疗程基本可见效。

对症穴位图解

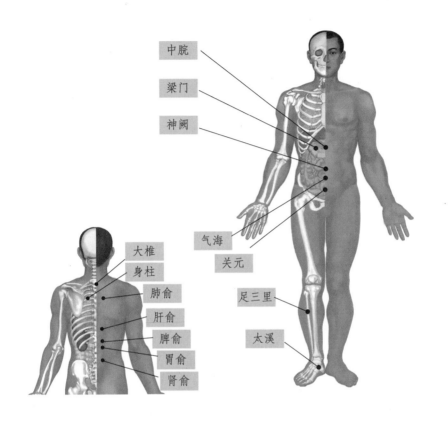

中脘
梁门
神阙
气海
关元
足三里
太溪

大椎
身柱
肺俞
肝俞
脾俞
胃俞
肾俞

辅助疗法

　　黄精黑豆汤：黄精、黑豆各30克，蜂蜜半匙。将黄精、黑豆洗净，倒入砂锅内，加冷水3大碗，浸泡10分钟，用文火慢炖2小时，调入蜂蜜即可。每次1小碗，每日2次。可补中益气，强肾益胃，降血糖，降血压。对食多易饥、形体消瘦的糖尿病患者有一定的疗效，或用于糖尿病的恢复期。

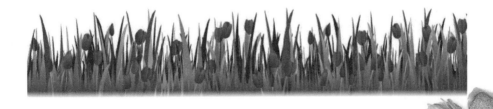

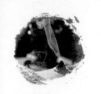
第八节　头　痛

　　头痛是人体自我感觉到的一种病症，在临床上较为常见。头痛，既可单独出现，为病；亦可并发于其他疾病中，为症。中医认为，头痛急性为"头痛"，慢性为"头风"。根据临床表现，一般又可分为外感头痛和内伤头痛两大类。急性头痛，多为外感；慢性头痛，多为内伤。

对症灸治

▶ 外感头痛

　　症状：起病较急，常伴有恶寒、发热、鼻塞、流涕等表证。

　　取穴：百会、太阳、头维、上星、列缺、合谷、阿是穴。风寒者，加灸风池、风门穴；风热者，加灸大椎、曲池、外关穴；风湿者，加灸风府、足三里穴。

　　灸法：温和灸，每穴15～20分钟，每日一次，5次为一个疗程。

▶ 内伤头痛

　　症状：起病缓慢，时发时止，缠绵难愈。主要有以下三型：①肝阳头痛，表现为面红口苦、舌苔薄黄。②肾虚头痛，男性有遗精、女性有带下、舌红、少苔。③血虚头痛，表现为头痛、心慌、舌质淡。

　　取穴：阿是、百会、上星、列缺、合谷穴。肝阳头痛加灸丰隆、中脘穴；肾虚头痛加灸太冲、丘墟穴；血虚头痛加灸血海、足三里、三阴交穴。

　　灸法：采用艾条温和灸，每次选用6～8个穴位，每穴灸5～10分钟，身体偏寒、体虚者可灸20分钟，每日灸一次。

对症穴位图解

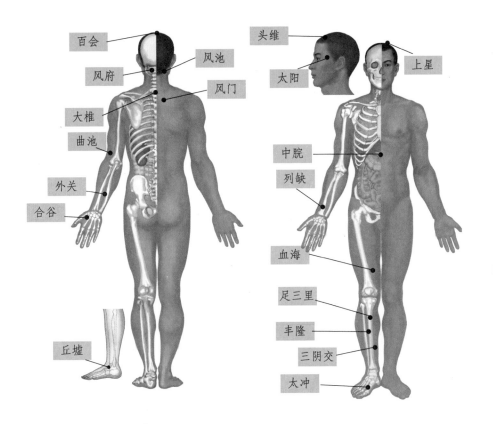

百会
风府
风池
风门
大椎
曲池
外关
合谷
丘墟

头维
太阳
上星
中脘
列缺
血海
足三里
丰隆
三阴交
太冲

辅助疗法

芹菜根鸡蛋汤：芹菜根250克，鸡蛋2个。上味同煮，蛋熟即成。早晚2次，连汤服食。可潜阳息风，滋补肝血。适用于头痛时作时止，经久不愈。

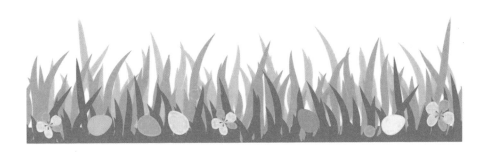

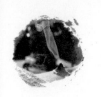

第九节　偏头痛

偏头痛是常见的反复发作的一种头痛病。现代医学认为，本病与脑血管舒缩功能失调有关，常因体内的一些生化因素和激素变化而引起。本病多有家族史，多见于女性，往往在青春期发病，呈周期性发作，发作频度因人而异。本病归属于中医学的"头痛"范畴。其病机为肝失疏泄、肝阳上亢、上扰清窍。

对症灸治

症状：数分钟至1小时出现一侧头部一跳一跳的疼痛，并逐渐加剧，直到出现恶心、呕吐后才会有所好转。在安静、黑暗环境内或睡眠后头痛缓解。在头痛发生前或发作时可伴有神经、精神功能障碍。

取穴：太阳、颊车、风池、风门、肝俞、胆俞、肾俞、阴陵泉穴。

灸法：找出偏头痛的具体痛点或压痛点，据足阳明胃经、足少阳胆经、足太阳膀胱经各经脉所属而分别取颊车、太阳穴和风池、风门穴进行灸疗（温和灸）；其他各穴亦随病情选择1～2处，灸5～10分钟。

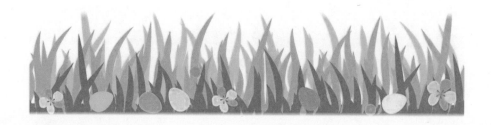

对症穴位图解

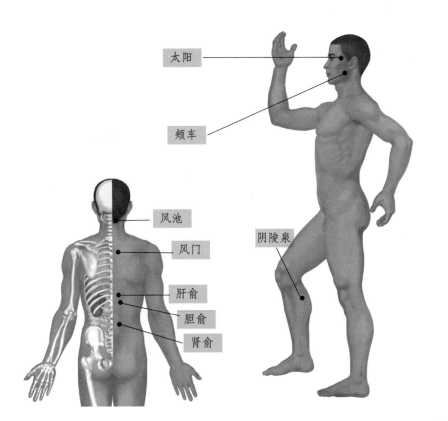

太阳

颊车

风池

风门

肝俞

胆俞

肾俞

阴陵泉

辅助疗法

（1）患者应注意调节情志，防止情绪紧张、焦虑和精神疲劳；饮食宜清淡；女性经期注意休息，避免引发头痛；对头部进行力度适中的按摩，也是缓解偏头疼的有效方法。

（2）太阳穴是偏头痛按摩的重要穴道，用食指按压，或用拳头在太阳穴至发际处轻轻来回按摩。瑜伽和冥想是治疗偏头痛的新方法。

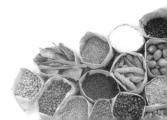

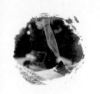

第十节　三叉神经痛

三叉神经是主管面部感觉和各咀嚼肌运动的神经。因其从脑干发出后有三个分支，故称三叉神经。三叉神经痛是常见疾病，是发生于三叉神经分布区域内的短暂的、反复发作的、剧烈的疼痛。中医认为，此病病因与头痛基本一致，多因外感风寒、风热扰窍或风湿阻遏、瘀血阻络所致。

对症灸治

症状：剧烈疼痛，如刀割样、针刺样、火烧样难受，以至于涕泪俱下、大汗淋漓。一次发作持续数秒钟至数分钟，疼痛自动停止，间隔一段时间又可复发。疼痛可因触及面部某一点（如谈笑、刷牙、洗脸时）而诱发，该点称为扳机点。通常多发于三叉神经的第2支与第3支，单发于第1支者较少见。疼痛多发于上下唇、鼻翼、眼眶等处，逐渐向外放射。在发作一周或数月后常可自行缓解至数年，即为缓解期。病情越长，发作越剧烈，缓解期越短暂。

取穴：太阳、悬颅穴。第1支加攒竹、阳白穴；第2支加颧髎、耳门穴；第3支加承浆、颊车、翳风穴；反复发作者，加肝俞、胆俞穴。

灸法：（1）艾条温和灸，每次选5穴，每日施灸1~2次。悬灸，每次艾灸1个小时，10次一个疗程。

（2）取9~12厘米长的灯心草，或用纸绳蘸香油或其他植物油少许，约浸透3厘米长点燃起火苗，快速对所选的穴位各灼灸一下，每日或隔日一次。

对症穴位图解

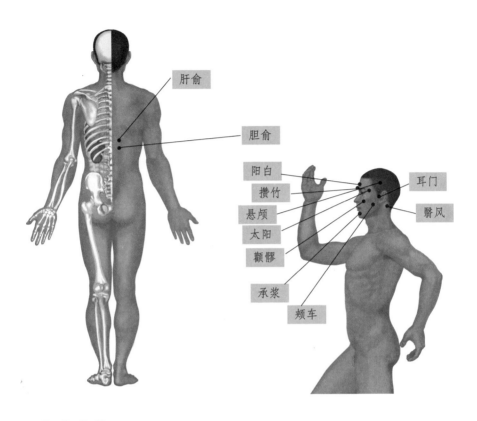

肝俞

胆俞

阳白
攒竹
悬颅
太阳
颧髎
承浆
颊车

耳门
翳风

健康贴士

　　饮食要有规律，宜选择质软、易嚼的食物；饮食要营养丰富，平时应多吃些含维生素丰富及有清火解毒作用的食物；食物以清淡为宜，多食新鲜的水果、蔬菜及豆制类，少食肥肉；吃饭、漱口、说话、刷牙、洗脸动作宜轻柔，以免诱发扳机点而引起三叉神经痛；注意头、面部保暖，避免局部受冻、受潮，不用太冷、太热的水洗脸；平时应保持情绪稳定，不宜激动，常听柔和音乐，心情平和，保证充足的睡眠。

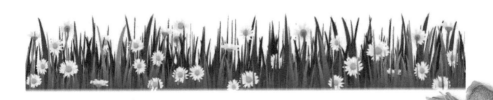

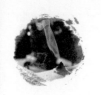

第十一节 支气管哮喘

支气管哮喘属中医学"哮喘"范畴，系由宿痰内伏于肺，每因外邪、饮食、情志、劳倦等诱因而引发，以致痰阻气道、肺失肃降、气道挛急所致。病位主要在肺，但亦与脾、肾关系密切。肺失宣降、脾失健运、肾失摄纳为本病发病的根本原因。

对症灸治

症状：反复发作的胸闷、咳嗽、呼吸困难，呼气时喉中会发出哮鸣音，严重者持续发作时间较长，患者常张口抬肩呼吸，口唇、指甲青紫，不能平卧，大量出冷汗，甚至可导致昏迷、呼吸衰竭或死亡。

取穴：天突、膻中、中府、云门、大椎、定喘、肺俞、肾俞穴；外感风寒流涕、鼻塞者加灸风池、风门、太渊、合谷穴；痰多胸满者加灸足三里、丰隆穴。

灸法：用艾炷隔姜灸，把大于艾条的生姜切成0.3厘米厚度的生姜片，置于穴位。艾炷点燃置生姜片上，以患者感觉皮肤灼热为度，或以能忍受的热度为度，即把生姜片及艾炷火置另一穴位上。以此类推，灸完所需灸的穴位为止。每日灸一次，20次为一个疗程，一般灸1～2个疗程。

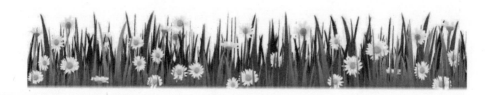

对症穴位图解

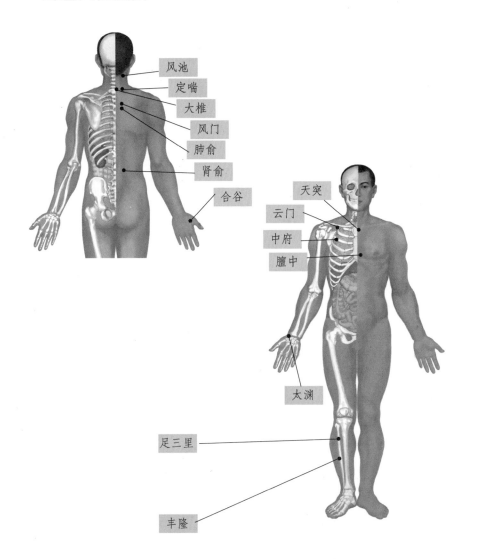

风池
定喘
大椎
风门
肺俞
肾俞
合谷

天突
云门
中府
膻中

太渊

足三里

丰隆

健康贴士

　　支气管哮喘患者打扫卫生或者寒冷天外出时，要戴上口罩。老年人冬季不要到人多的地方去，注意预防感冒。另外，过劳和过食都容易引发哮喘，应避免过劳和过食。慎重进行预防接种，少食生冷瓜果。

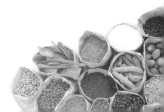

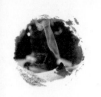

第十二节 肺结核

肺结核是由结核分枝杆菌引起的慢性传染病，俗称"痨病"，是一种常见的呼吸道传染病。排菌患者是传染源，主要经呼吸道传播，在人体抵抗力低下时容易感染发病。本病可累及所有年龄段人群，但以青壮年居多，男性多于女性，近年来老年人发病有增加的趋势。本病属中医学"肺痨"范畴。

对症灸治

症状：一般起病缓慢，病程较长，临床以咳嗽、咳痰、咯血、胸痛、发热盗汗、体重减轻为主要表现，兼有全身不适、乏力、倦怠、心悸、烦躁、月经不正常、不能坚持日常工作等症状。

取穴：肺俞、膏肓、太溪、关元、肾俞穴。食欲缺乏者加胃俞、脾俞穴；气喘者加膻中穴；咯血者加孔最穴。

灸法：用艾条温和灸或回旋灸，每次取2～5穴，各灸15~20分钟，每日灸一次，10次为一个疗程；或用艾炷隔姜灸，每次取1～3穴，用枣核大的艾炷，各灸5～7壮，每日或隔日灸一次，10次为一个疗程；或用艾炷瘢痕灸，每次取3穴，用如麦粒大的艾炷直接放于穴位上，各灸7～10壮，灸完后贴上灸疮膏。

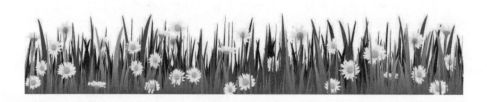

对症穴位图解

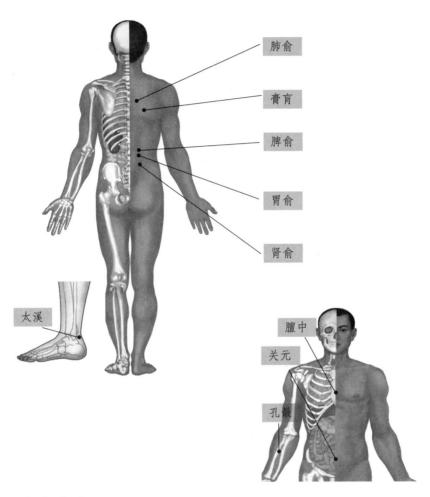

肺俞

膏肓

脾俞

胃俞

肾俞

太溪

膻中

关元

孔最

辅助疗法

　　肺结核患者在家中要实行隔离治疗。肺结核患者是散布结核病的根源，患者的分泌物、用具等均须与健康人分开；患者的衣被要经常日光曝晒消毒；患者痊愈后，房间要进行彻底消毒。可将艾草卷点燃熏，再用3%的漂白粉上清液或3%的来苏水向空间、地面喷雾，关闭门窗1～2小时；患者的用品、食具、痰液、呕吐物等都要消毒，特别注意患者痰液要吐在纸上或痰盂里，进行焚烧或消毒后再倒去。

第十三节　肺气肿

肺气肿，古谓"肺胀"，多见于呼吸系统疾病的晚期。老年患者较多，病程缠绵，根治颇难。本病常因支气管炎、支气管哮喘、咳嗽、百日咳使肺部的弹性减退，肺泡内的空气充满、出纳迟缓、肺泡变形膨大，造成肺气肿。久咳不愈，必导致肺功能减退，迁延而致肺气肿。临床所见尤以慢性支气管炎、支气管哮喘转化而成者居多。

对症灸治

症状：早期可无明显症状，随病情发展则出现活动后气短现象，严重者活动后出现呼吸困难、发绀、心悸等症状；同时还有咳嗽、咳痰、食欲下降、头痛、哮喘等症状。按呼吸困难的程度肺气肿可分成四级：Ⅰ级，能胜任日常工作，在平地行走无气短，但上坡、登楼时出现气短症状，易劳累；Ⅱ级，勉强可工作，慢走无气短，一般速度走路时气急，冬季病情加重，往往需休息；Ⅲ级，不能正常工作，穿衣、洗脸、说话、大便等日常活动都会出现气短，劳动能力基本丧失；Ⅳ级，休息时也有气短现象，完全丧失劳动能力。

取穴：①肺俞、心俞、肾俞、膏肓、足三里穴；②大椎、定喘、太渊、太溪、膻中穴。

灸法：用艾条温和灸①组穴，其中悬灸肺俞穴，每穴灸5～10分钟，培元固本以纳气；再用艾炷隔姜灸②组穴，各灸10～15分钟，以祛邪平喘。均以局部皮肤温热潮红为度，每日或隔日灸一次，10次为一个疗程。

对症穴位图解

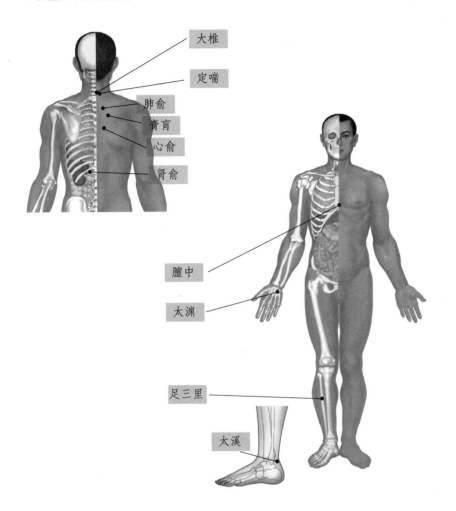

大椎

定喘

肺俞

膏肓

心俞

肾俞

膻中

太渊

足三里

太溪

辅助疗法

多走动、锻炼，增加耐受力，经常在空气新鲜的地方做适度运动；保持环境卫生，减少空气污染，远离工业废气；必要时用鼻呼吸，吸气时闭嘴深吸，吐气慢，嘴微开；少去公共场所，预防感冒；注意饮用品的消毒，勿随地吐痰；努力培养良好的兴趣爱好，保持身心健康；饮食定量定时，戒烟、酒，避免过度劳累和剧烈运动。

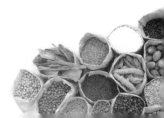

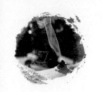

第十四节　反　胃

　　反胃，又称胃反，是指食入不化、脘腹痞胀、朝食暮吐的一种病症。多因饮食不节，饮酒过度，或长期忧思郁怒，损伤脾胃而导致中焦虚寒，食滞胃中，形成痰凝、气滞、血瘀而引起幽门痉挛、梗阻或胃中肿物阻塞所致。

对症灸治

　　症状：脘腹胀满、朝食暮吐、吐出宿食痰涎、吐尽始舒、不思饮食、形瘦神疲、便少乏力；或眩晕耳鸣、腰膝酸软、四肢不温；或口燥唇干、大便不行、舌淡苔白或干红苔少、脉细弱或沉细无力。

　　取穴：脾俞、胃俞、中脘、章门、足三里、中魁穴。肾阳虚加肾俞、气海、关元穴；气阴两虚者加梁门、天枢、三阴交穴。

　　灸法：用艾炷无瘢痕灸，每次取3～5穴，以中魁穴为主，各灸10～15分钟，每日灸1～2次；或用艾炷隔姜灸，每次取3～5穴，各灸15～20分钟，每日灸一次；或用灯火灼灸，每次取3穴，各灸一下，3日一次。

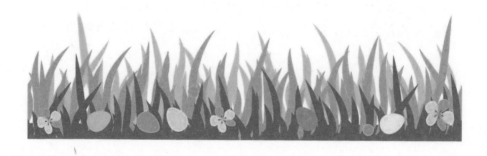

对症穴位图解

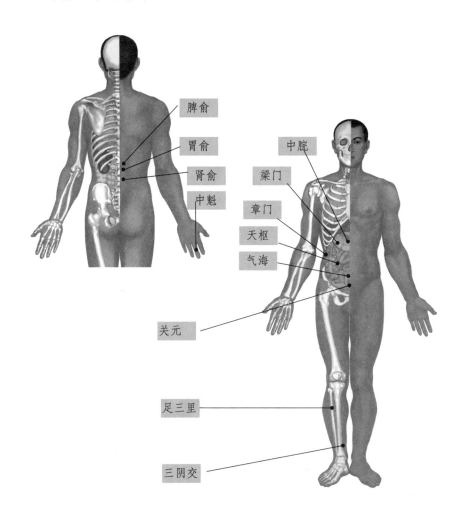

脾俞
胃俞
肾俞
中魁

中脘
梁门
章门
天枢
气海
关元
足三里
三阴交

健康贴士

　　尽可能食用养胃的食物，如热粥、糊类食物、麦片、热牛奶等，尽量少吃刺激性强的食物，如咖喱、辣椒、酒等。如果确实因工作需要而无法按时就餐，可先用温开水、粥、饼干、面包等容易消化的食物应急。但是要注意千万不要喝冷饮，以及进食芋头、牛肉等难以消化的食物。

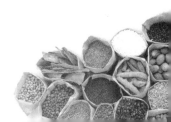

第十五节　急性胃炎

急性胃炎系由不同病因引起的胃黏膜急性炎症。病变严重者可累及黏膜下层与肌层，甚至深达浆膜层。本病分为寒邪客胃证、饮食伤胃证、肝气犯胃证、湿热中阻证、瘀血停胃证、脾胃虚寒证。本病多属于中医学的"胃痛""呕吐""恶心"等范畴。

引起急性胃炎的主要因素有细菌和病毒的感染，理化因素的刺激，机体应激反应及全身疾病的影响等。

对症灸治

症状：上腹部不适、疼痛，恶心、呕吐、吐血、便血等。胃脘部不同程度的压痛。伴随消化道出血时可观察到吐血或黑便。

取穴：中脘、足三里、神阙、脾俞、胃俞穴。恶寒发热者，加风池、大椎、风门穴；呕吐痰涎者，加丰隆、章门、公孙穴；宿食不化者，加下脘穴；干呕者，加间使穴；肝郁者，加太冲、阳陵泉穴；呕吐者，加丘墟穴。

灸法：用艾条温和灸，每穴各灸10～15分钟，每日灸2~3次，7日为一个疗程；或用艾炷隔姜灸，将姜片置穴位上，取如花生米大的艾炷置姜片上点燃，每穴灸10～15分钟，每日灸一次，10次为一个疗程；或用艾炷隔盐灸，取神阙穴，填满食盐，上置如枣核大的艾炷，点燃灸之，每次灸5～7壮，每日灸一次，10次为一个疗程。

对症穴位图解

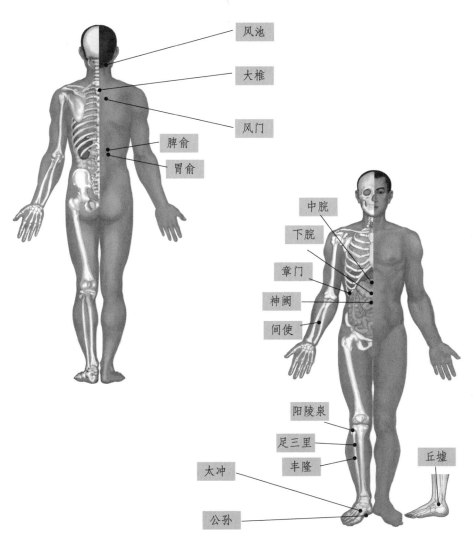

风池
大椎
风门
脾俞
胃俞

中脘
下脘
章门
神阙
间使

阳陵泉
足三里
丰隆
太冲
公孙

丘墟

健康贴士

　　注意饮食卫生，不喝生水，不吃腐烂瓜果和变味食品；不暴饮暴食，慎食肥甘厚味油腻之品。

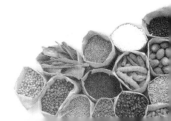

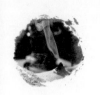
第十六节　慢性胃炎

慢性胃炎系指不同病因引起的各种慢性胃黏膜炎性病变，是一种常见病，其发病率在各种胃肠疾病中居首位。慢性胃炎属中医学"胃脘痛""痞满"范畴，多因长期饮食不规律、饥饱失常；或饮食不节、喜食辛辣、过食生冷而损伤脾胃；或因精神刺激、情志不畅、气机逆乱、肝邪犯胃；或外邪内侵、劳累受寒、克犯脾胃等原因所致。每遇劳累过度、饮食失节、精神刺激或气候变化而反复发作，迁延不愈则加剧。

对症灸治

症状：病程缓慢，多数患者有不同程度的消化不良、食欲下降、上腹部胀痛，进食后明显。胆汁反流性胃炎有持续性疼痛。有的患者出现恶心、呕吐、呕血、大便呈黑色等；还有的可有贫血、消瘦、舌炎、舌萎缩、腹泻等症状。

取穴：脾俞、胃俞、中脘、足三里、内关穴。脾胃虚寒者，加气海、关元穴；肝气犯胃者，加章门、肝俞、期门穴；胃酸过多者，加阳陵泉穴。

灸法：用艾条温和灸，每次取4~5个穴，各灸10~15分钟，每日灸一次，10次为一个疗程，一个疗程结束后休息5天，再行下一个疗程；或用艾炷隔姜灸，每次取2~4穴，各灸5~7壮，每日或隔日灸一次，10次为一个疗程。

对症穴位图解

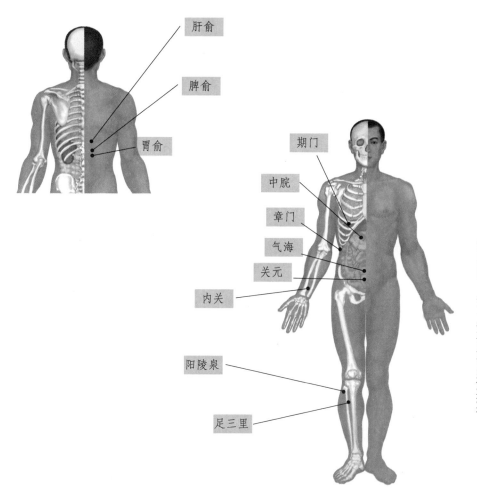

肝俞

脾俞

胃俞

期门

中脘

章门

气海

关元

内关

阳陵泉

足三里

健康贴士

　　木瓜姜汤：生姜30克，木瓜500克，米醋300毫升。将上述几味同放入瓦锅中加水煮汤。分2~3次服完，2~3天1剂，可常服。可健脾益气，温中和胃。适用于脾胃虚寒型慢性胃炎，如胃脘隐痛、喜暖喜按、食欲减退、饭后饱胀、神疲乏力等症。

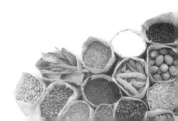

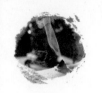
第十七节　胃下垂

胃下垂是内脏下垂中常见的疾病。正常人的胃呈牛角形，位于腹腔上部。如果胃由牛角形变成鱼钩形垂向腹腔下部，出现食欲减退、饭后腹胀等消化系统症状，即患了胃下垂。胃下垂是胃体下降至生理最低线以下的位置。多因长期饮食失节，或劳倦过度，中气下陷、升降失常所致。

对症灸治

症状：患者感到腹胀（食后加重，平卧减轻）、恶心、嗳气、胃痛（无周期性及节律性，疼痛性质与程度变化大），偶有便秘、腹泻，或交替性腹泻及便秘。患此病者，多为瘦长体型，可伴有眩晕、乏力、直立性低血压、昏厥、食后胀满、食欲差、心悸等症状。

取穴：百会、脾俞、胃俞、中脘、梁门、气海、关元、足三里穴。

灸法：用艾炷隔姜灸或艾条温和灸，每次取3～5穴，各灸10～20分钟，每日灸一次，10次为一个疗程；或用温针灸，每次取3～5穴，各灸10～15分钟，隔日一次，10次为一个疗程。

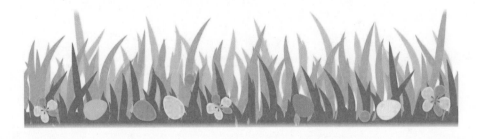

对症穴位图解

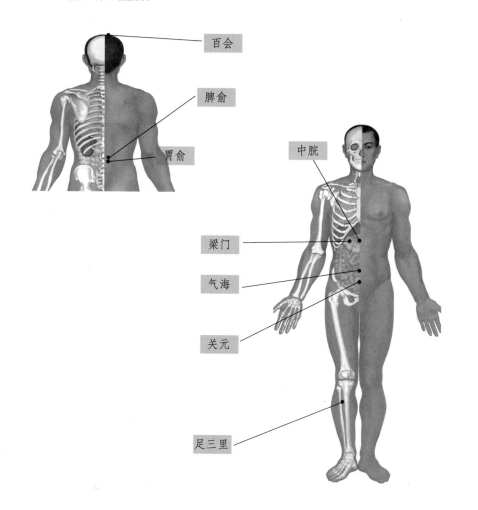

百会

脾俞

胃俞

中脘

梁门

气海

关元

足三里

健康贴士

　　胃下垂患者卧床宜头低脚高，可以垫高床尾。选用的食品应富有营养，容易消化，但体积要小。高能量、高蛋白、高脂肪食品适当多于蔬菜水果，以求增加腹部脂肪而上托胃体。少食多餐，以减轻胃的负担，避免暴饮暴食。不宜久站和剧烈跳动，性生活对体质衰弱者是较大的负担，应尽量减少房事次数。

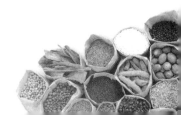

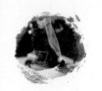

第十八节　胃神经症

胃神经症又称胃肠道功能紊乱，是一组胃肠综合征的总称，精神因素为本病发生的主要诱因，如情绪紧张、焦虑、生活与工作上的困难、烦恼、意外不幸等，均可干扰中枢神经的正常活动，进而引起胃肠道的功能障碍。

对症灸治

症状：出现呕吐、恶心、厌食、反酸、嗳气、食后饱胀、上腹不适或疼痛症状。腹部症状表现为腹痛或不适、腹胀、肠鸣、腹泻或便秘。常伴有失眠、焦虑、精神涣散、精神失常、头痛等其他功能性症状。

取穴：胃俞、肝俞、足三里、内关穴。

灸法：用艾炷隔姜灸或艾条温和灸，每穴灸10～15分钟，每日或隔日灸一次，10次为一个疗程。

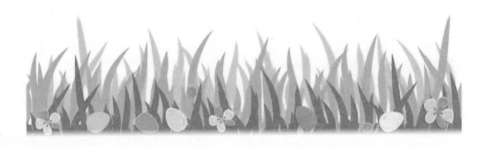

对症穴位图解

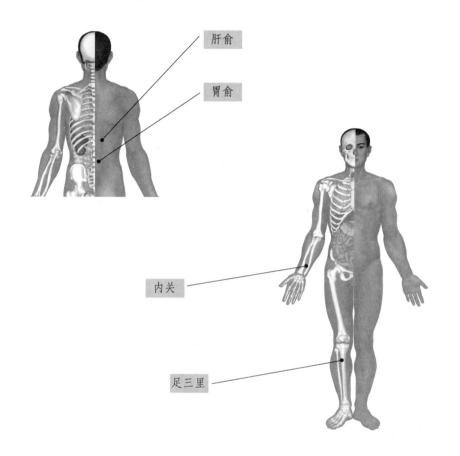

肝俞

胃俞

内关

足三里

健康贴士

　　胃神经症患者要重视心理卫生，消除心理障碍，调节脏器功能；适当参加体育锻炼和娱乐活动，学会幽默可以减少心理上的挫败感，求得内心的安宁，增加愉快的体验；生活起居应有规律，少熬夜，不过分消耗体力、精力，主动适应社会及周围环境，注意季节、气候变化及人际关系等因素对机体的不良影响，避免胃肠道功能紊乱的发生或发展；注意饮食卫生，吃饭时一定要细嚼慢咽，使食物在口腔内得到充分的咀嚼，减轻胃的负担，使食物更易于消化；尽量少吃刺激性食品，更不能饮酒和吸烟。

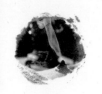

第十九节　缺铁性贫血

缺铁性贫血是体内铁的储存量不能满足正常红细胞生成的需要而发生的贫血，是由于铁摄入量不足、吸收量减少、需要量增加、铁利用障碍或丢失过多所致。

对症灸治

症状：一般有疲乏、烦躁、心悸、气短、头晕、头疼等症状。儿童表现为生长发育迟缓、注意力不集中。部分患者有厌食、胃灼热、胀气、恶心及便秘等胃肠道症状。少数严重患者可出现吞咽困难、口角炎和舌炎。缺铁性贫血患者体检会发现，除贫血外，还有皮肤干燥皱缩、毛发干枯易脱落及指甲薄平、不光滑、易碎裂，甚至呈匙状甲（见于长期缺铁性贫血严重患者）。

取穴：①膈俞、脾俞穴。②足三里、合谷、膏肓、气海、大椎穴。

灸法：用温和灸，灸①组穴位，每次每穴15～20分钟。背部的穴位不容易艾灸，可以使用艾灸盒。或采用艾条温和灸法，灸②组穴位，每穴灸5～10分钟，以局部皮肤温热潮红为度，每日灸一次。10次为一个疗程。

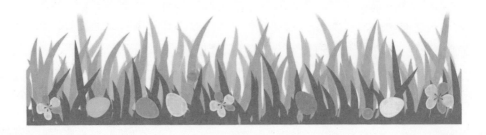

对症穴位图解

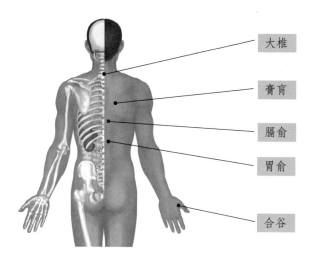

大椎

膏肓

膈俞

胃俞

合谷

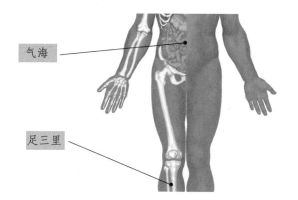

气海

足三里

健康贴士

缺铁性贫血患者可多吃血制品、牛肉、鸡蛋黄、大豆、菠菜、红枣、黑木耳等，以助于补铁。避免过度劳累，保证充足的睡眠。

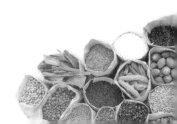

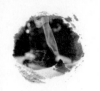

第二十节　结肠炎

结肠炎属于肠道疾病的一种，表现为因各种致病原因导致肠道的炎性水肿、溃疡、出血病变。发病部位在结肠黏膜上，而且会出现小的囊状区域。结肠炎有急性与慢性两类。

对症灸治

症状：常见的症状有消瘦、乏力、发热、贫血等。有少部分患者在慢性的病程中，病情突然恶化或初次发病就呈暴发性，表现为严重腹泻，每日腹泻10～30次，排出黏液脓血便，并有高热、呕吐、心动过速、失水、电解质紊乱、神志不清甚至结肠穿孔等症状，不及时治疗易造成死亡。

取穴：①神阙、中脘、关元、足三里、梁丘穴。②中脘、神阙、天枢、关元、足三里、大肠俞、小肠俞、关元俞穴及腹部压痛点。

灸法：温和灸①组穴，每天艾灸1～2次，每穴10分钟，10天为一个疗程；或用艾炷无瘢痕灸②组穴，每次取3～5次，各灸10～15分钟，每日灸一次，10天为一个疗程，每个疗程间隔5日。

所有穴位都可用移动灸，每日灸一次，长期坚持可见疗效。

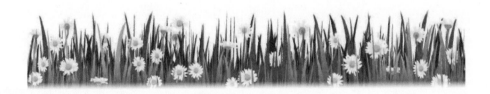

对症穴位图解

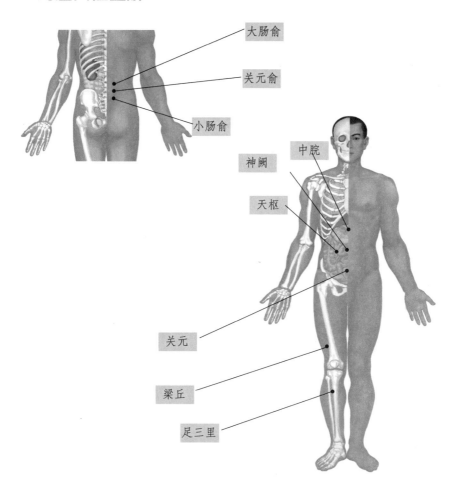

大肠俞

关元俞

小肠俞

神阙

中脘

天枢

关元

梁丘

足三里

　　注意蛋白质及维生素的摄入。在日常饮食中适当选用一些易消化的优良蛋白质食品，如鱼、蛋、豆制品以及含维生素丰富的嫩绿叶蔬菜、鲜果汁和菜汁等，注意饮食卫生。慢性结肠炎患者身体虚弱，抵抗力差，尤其胃肠易并发感染，因而应注意饮食卫生。不吃生冷、坚硬及变质食物，禁食酒类以及辛辣、刺激性强的食物，尽量不在街头食摊用餐。

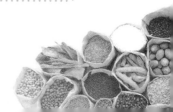

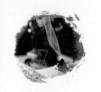

第二十一节 中 暑

中暑是指在高温环境下人体体温调节功能紊乱而引起的以中枢神经系统和循环系统障碍为主要表现的急性疾病。在高温（一般指室温超过35℃）环境中或炎夏烈日曝晒下从事一定时间的劳动，且无足够的防暑降温的措施，常易发生中暑。根据临床表现，中暑可分为伤暑、暑风或暑厥。伤暑为较轻者，暑风或暑厥为较重者。

对症灸治

症状：多表现为汗多身热、心烦口渴、气粗、四肢疲乏、小便赤涩；或突发高热、神志不清、面赤，甚则角弓反张、牙关紧闭、手足抽搐；或体热汗微、气喘或口张，状若中风，脉多洪濡、滑数。

取穴：大椎、曲池、合谷、内关、足三里穴。牙关紧闭者，加承山穴；手足抽搐者，加后溪、涌泉穴；暑热夹湿者，加阴陵泉穴。

灸法：用艾炷隔盐灸，每穴灸3～5壮，每日灸1~2次；或用艾条温和灸，每穴灸10~15分钟，以苏醒为度。

对症穴位图解

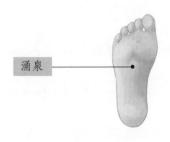

涌泉

130

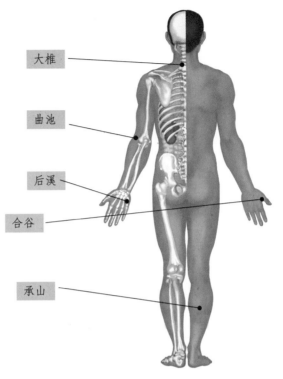

大椎

曲池

后溪

合谷

承山

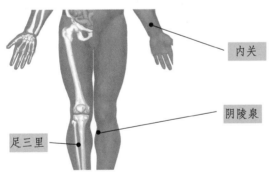

内关

阴陵泉

足三里

健康贴士

　　为防止中暑，应保持室内通风，降低室温，室内起码要有电扇通风、降温；高温下工作的时间不宜过久，普通人每天尽量不要超过6小时；降低劳动强度，备好防暑降温饮料，尽量多补充淡盐开水或含盐饮料；保证充足睡眠，多吃些营养丰富的水果和蔬菜。尽量穿透气、散热的棉质衣服。

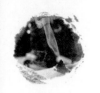

第二十二节　抑郁症

抑郁症以心境低落为主要特征，无法集中精神。有的还会导致患者脾气暴躁、坐立不安，严重的甚至还可能产生自杀的念头，严重影响患者的身心健康，是目前发病率极高的精神疾病之一。一般表现为两周以上的情绪低落、悲观消极、痛不欲生，有反复想死的念头或自杀行为、自责自卑、焦虑不安或反应迟钝、无愉快感、能力明显下降，常伴有失眠、食欲减退、乏力、性欲减退、月经不调等。治疗上常用抗抑郁药物、心理治疗，严重者可用电休克治疗。

对症灸治

取穴：取大椎、命门、神阙穴。体质较虚弱者加足三里、关元穴。

灸法：用艾条做温和灸，2支艾条同时施灸，采用俯卧姿势灸背部大椎、命门穴，每次每穴灸15分钟左右，以局部潮红为度。再采用隔盐艾条灸神阙穴，每次15～20分钟。每周2次，或隔日1次。将生姜切成厚约2毫米的圆形薄片，半径约1厘米，放在相应的穴位上，将艾绒搓成小细条后点燃放在穴区内，感觉温度发烫时，更换新的艾灸条，反复进行，每个穴位5～6次后停止，每周2次。

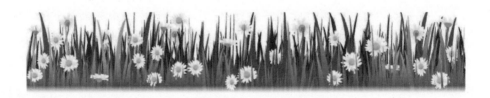

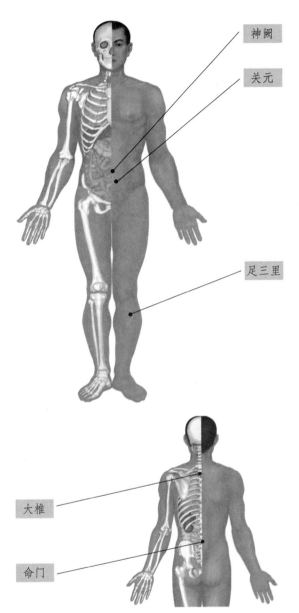

神阙

关元

足三里

大椎

命门

健康贴士

多参加社交活动，及时排解不良情绪，避免孤独感，减轻抑郁症状。饮食中多吃些富含B族维生素和氨基酸的食物，如谷类、鱼类、绿色蔬菜、蛋类等，对于摆脱抑郁症也有裨益。忌烟、酒、浓茶、辣椒等具有刺激性的食物。

第二十三节 风湿性关节炎

风湿性关节炎是一种常见的急性或慢性结缔组织炎症，可反复发作并累及心脏。临床以关节和肌肉游走性酸楚、重着、疼痛为特征，属变态反应性疾病，是风湿热的主要表现之一，多以急性发热及关节疼痛起病。此病在中医学属"痹症"范畴。

对症灸治

症状：痛在局部，主要累及大关节（多为膝、踝、肘、肩）疼痛、酸麻、屈伸不利；重者可发生关节活动因疼痛受限，甚至卧床不起。

取穴：根据不同部位选用不同的基础穴位。

踝关节：解溪、丘墟、太溪、昆仑、阳交、交信穴。

膝关节：内膝眼、外膝眼、梁丘、血海、鹤顶、足三里、阴陵泉、阳陵泉穴。

腕关节：阳溪、阳池、腕骨、大陵、足三里、合谷穴。

肘关节：曲池、天井、小海、足三里、合谷穴。

肩关节：肩髎、肩前、肩贞、中渚穴。

灸法：

1.风痹：关节串走性疼痛，怕风、发热，舌苔白，脉浮。

施灸穴位：艾灸基本穴位加风门、风池穴。

2.热痹：关节红肿热痛，遇热痛甚，得冷则舒，痛不可触。或兼有身热口渴、烦闷、大便干燥、小便短赤等，苔黄，脉滑。

施灸部位：艾灸基本穴位加大椎、曲池、合谷穴。

3.寒湿痹：关节疼痛剧烈，得热痛减，遇寒痛甚，痛有定处，肌肤麻木，苔白腻，脉弦紧或濡缓。

施灸穴位：艾灸基本穴位加脾俞、关元、足三里穴。

对症穴位图解

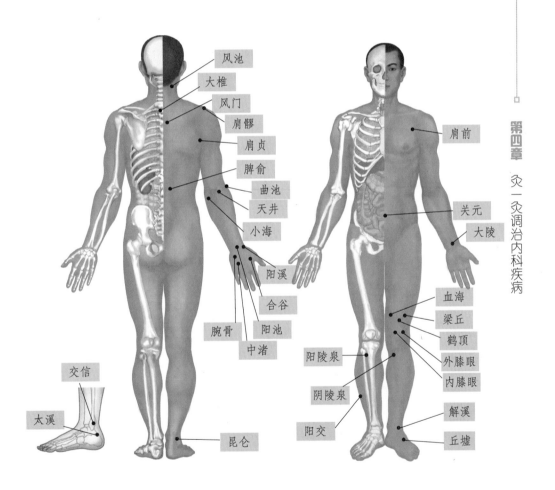

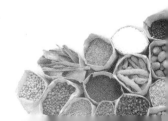

135

第二十四节　类风湿关节炎

类风湿关节炎是一种以关节滑膜炎为特征的慢性全身性自身免疫性疾病。滑膜炎持久反复发作，可导致关节内软骨和骨的破坏，关节功能障碍，甚至肢体活动障碍。

对症灸治

症状： 关节僵硬，开始活动时疼痛不适，关节活动增多则晨僵减轻或消失。关节晨僵早晨明显，午后减轻。几乎同时出现多个关节红、肿、热、痛、活动障碍且早期常不对称。

取穴：

掌指关节：合谷、八邪穴。

跖趾关节：太冲、八风、公孙穴。

膝关节：内膝眼、外膝眼、梁丘、阳陵泉、足三里穴。

腕关节：阳池穴。

肘关节：曲池、外关穴。

灸法： 每次选3～5个穴位，采用药用艾条施灸。取沉香、木香、乳香、羌活、干姜等量，研成细末，混匀后取出6克，加入麝香、艾绒，拌匀制成艾条1支，将5～7层棉布放在穴位上，点燃艾条对准穴位，紧按在棉布上，使药气透入穴位深部。每日一次，10日为一个疗程。

对症穴位图解

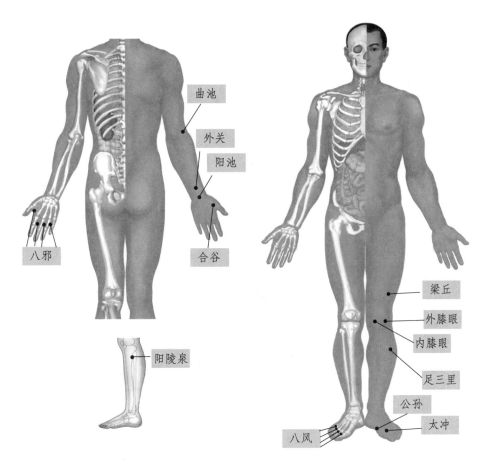

曲池
外关
阳池
八邪
合谷
阳陵泉

梁丘
外膝眼
内膝眼
足三里
公孙
太冲
八风

健康贴士

　　少食牛奶、羊奶等奶类和花生、巧克力、小米、干酪、奶糖等含酪氨酸、苯丙氨酸和色氨酸的食物，少食高动物脂肪和高胆固醇食物，可适量多食动物血、蛋、鱼、虾、豆类制品、土豆、牛肉（腱子肉）、鸡肉等富含组氨酸、精氨酸、核酸和胶原的食物等。

　　注意生活起居，卧床休息，病情缓解后适当运动，防止关节强直。避免或去除发病诱因，如寒冷、疲劳、精神刺激、外伤和感染等。

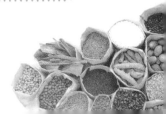

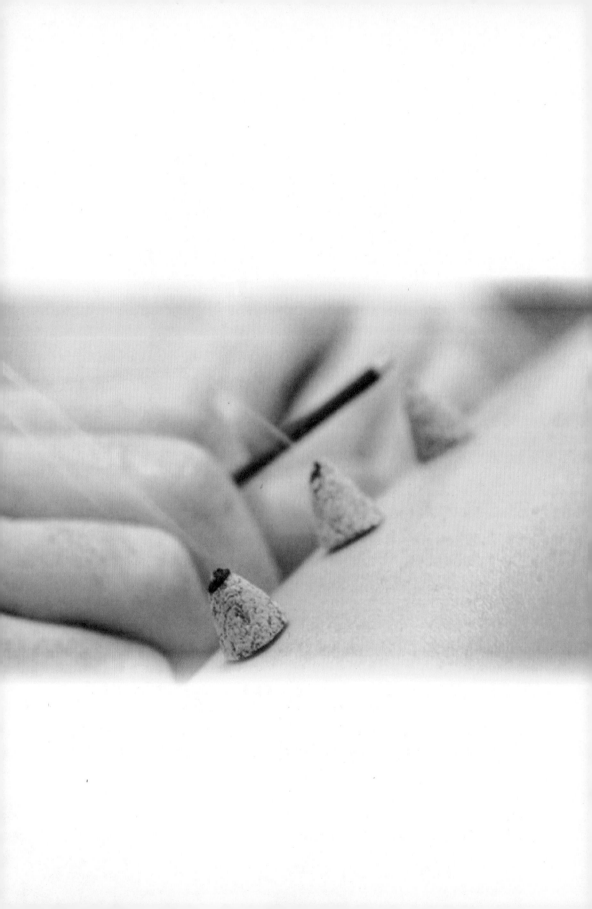

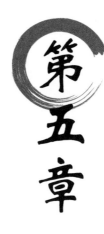

第五章

灸一灸调治外科疾病

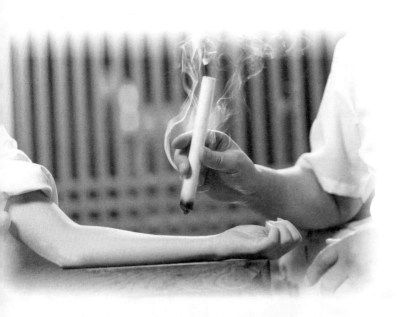

第一节 落 枕

落枕又称"失枕"，是在睡眠后发生的一侧颈项强直，活动受限，患部酸楚疼痛，重者可向同侧肩背及上臂扩散，好发于青壮年，以冬春季多见。落枕的常见发病经过是入睡前并无任何症状，晨起后却感到颈背部明显酸痛，颈部活动受限。这说明病起于睡眠之后，与睡枕及睡眠姿势有密切关系。

对症灸治

症状：落枕的临床表现为晨起突感颈后部、上背部疼痛不适，以一侧为多，或有两侧俱痛者，或一侧重、一侧轻。多数患者可回想到前一夜睡眠时颈部位置欠佳，检查时颈部肌肉有触痛。由于疼痛，使颈项活动欠利，不能自由旋转，严重者俯仰也有困难，甚至头部强直于异常位置，使头偏向病侧。

取穴1：天柱、大椎、阿是穴。背痛者加灸养老穴，头疼者加灸风池穴。

灸法：采用灯火灸法，每穴1壮，每日一次，连灸3日。

取穴2：悬钟、外关、风池、翳风穴。

灸法：采用艾条温和灸，每穴灸10~15分钟。或用艾炷灸，每穴灸3~5壮。

取穴3：风府、哑门、风池、天柱、肩井、肩外俞穴。

灸法：采用针刺与温罐灸法，自上而下、自内向外进行叩刺，以皮肤

140

潮红为度，然后拔以火罐。

对症穴位图解

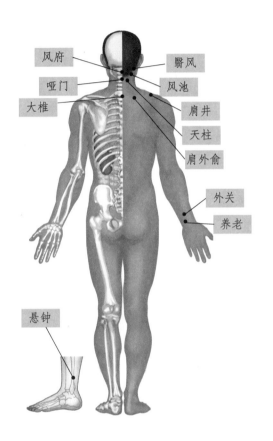

风府
翳风
哑门
风池
大椎
肩井
天柱
肩外俞
外关
养老
悬钟

健康贴士

　　预防落枕首先是要有个好的枕头，例如，枕头最好中间部分呈凹形，预防轻易滑落，承托颈部。女士枕头高度应掌握在8~10厘米，男士枕头高度应掌握在10~15厘米为宜。枕头也不能太宽太轻，宽度最好相当于肩至耳的距离即可，柔软度以易变形为度。

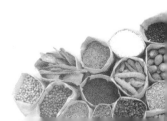

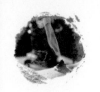

第二节　湿　疹

湿疹是一种常见的过敏性炎症性皮肤病。以皮疹多样性，对称分布、剧烈瘙痒、反复发作、易演变成慢性病为特征。可发生于任何年龄、任何部位、任何季节，但常在冬季复发或加剧。

对症灸治

症状：湿疹，中医称为"湿毒疮"或"湿气疮"。所谓"毒"，是指一些热毒，令身体产生排斥及敏感反应，而这些热毒可能是由食物、药物或日常用品（如油漆、樟脑丸等）导致。中医认为：由于体内七成是水分，若水的运行停滞不顺，身体机能受湿阻以致呆滞，身体便会处于"湿"的状态，症状是四肢沉重、水肿、大便稀薄等。

取穴1：肺俞、大椎、曲池穴。配穴为肩髃、环跳、合谷、大椎、足三里、阿是穴及奇痒处。

灸法：采用艾条温和灸法，每次选用3～5个穴位，点燃艾条，每次每穴灸15～20分钟。

取穴2：大椎、曲池、血海、膈俞、三阴交穴。剧烈刺痒加灸风池、阴陵泉穴。

灸法：采用艾条温和灸法，每穴灸15～20分钟，每日一次，7次为一个疗程。

对症穴位图解

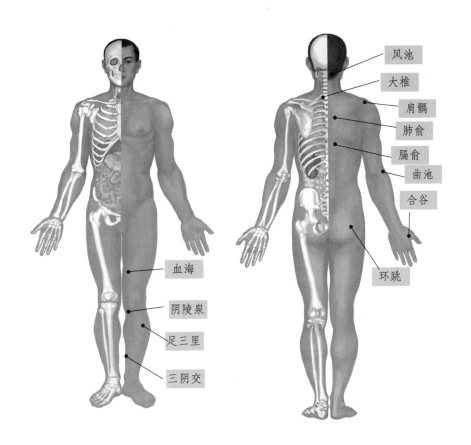

风池
大椎
肩髃
肺俞
膈俞
曲池
合谷
环跳

血海
阴陵泉
足三里
三阴交

健康贴士

　　寻找病因，隔绝致敏原，全身治疗。西药以止痒抗过敏为主，可选用抗组胺类药物、钙剂。中药以清热利湿、疏风清热、养血润燥为主。禁食酒类及易致敏、辛辣刺激性食物，避免过度疲劳和精神过度紧张，注意皮肤卫生，不用热水烫洗皮肤，不外用刺激性止痒药。积极治疗全身性疾患。

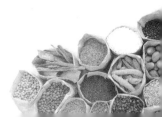

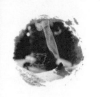

第三节　冻　疮

冻疮是由于寒冷引起的局限性炎症损害，是冬季的常见病，好发生在肢体的末梢和暴露的部位，如手、足、鼻尖、耳边、耳垂和面颊部等。

对症灸治

症状：中医学认为，冻疮的发生是由于患者阳气不足，外感寒湿之邪，使气血运行不畅，瘀血阻滞而发病。预防冻疮应针对其发病机制，提前采取措施，往往有事半功倍之效。

取穴：合谷、足三里穴。

灸法：在冻疮局部先揉按5分钟，选准穴位后，点燃药用艾卷，对准已冻或将冻部位，各悬灸3～5分钟，以局部皮肤潮红为度。若冻疮在上肢或耳朵部位，必须加灸合谷穴；若冻疮在下肢部位，则加灸足三里穴，以患者能承受的最大热度为准，注意不可灼伤皮肤。连续艾灸3天，冻疮便不再复发。

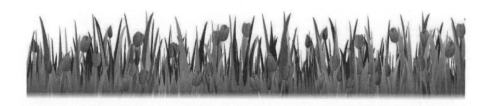

对症穴位图解

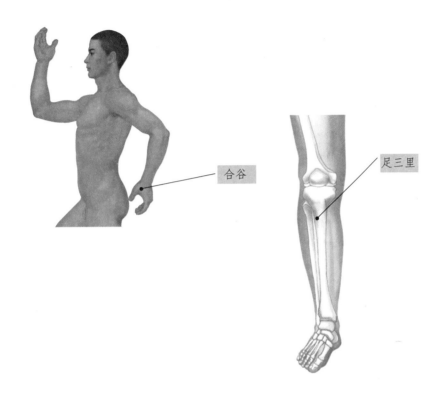

合谷

足三里

健康贴士

　　冻疮患者忌用火烤、热水烫等加热措施复温。禁用冷水浴、用雪搓、捶打等方法。在冻伤的急性期，必须避免伤肢运动。急性炎症一旦消散，应尽早活动指（趾）关节，防止关节僵直，有助于肌张力恢复，保护肌腱和韧带的灵活性。预防冻伤，应坚持体育锻炼，增强抗寒能力，常用冷水洗手、脸、脚。冬季要注意对身体暴露部位的保暖，可涂些油脂。站岗值勤应适当活动，促进血液循环。用茄子秸或辣椒秸秆煮水，洗浴容易冻伤的部位或用生姜涂搽局部皮肤，这些都有预防冻疮的作用。

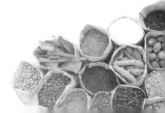

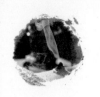

第四节　手腕疼

有些人的手腕经常会出现莫名其妙的疼痛、酸麻、发胀及无力感。这种情况刚开始是断断续续地发作，休息一下就好了，但若没有及时就医，疼痛就会越来越严重，甚至痛得抬不起手来，晚上也无法入睡。

对症灸治

症状：如将腕关节用力向尺侧偏斜，桡骨茎突部会出现疼痛，则为桡侧副韧带损伤；反之，则为尺侧副韧带损伤。如腕部各个方向的活动均出现疼痛，而且活动明显限制，则说明是韧带、肌腱等的复合性损伤。损伤局部有压痛或触及筋肉组织异常改变。腕部损伤要及时治疗，预防腕舟骨、腕月骨发生缺血性坏死。

取穴：局部阿是穴。

灸法：用中、小艾炷直接施灸，将艾炷置于手腕或者肘部痛点，患者有温热感时，用压舌板或者特制竹片将其压灭，在其上按一艾炷继续施灸。对某些病程长及病情顽固者，亦可在患者感到灼热后，继续灸3～5秒钟。轻症也可以采用温和灸的方法施灸，每日一次。

对症穴位图解

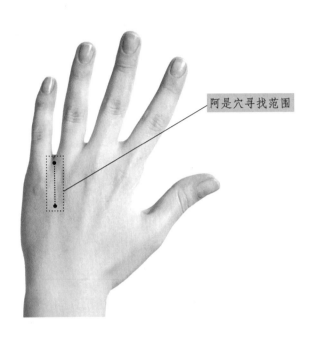

阿是穴寻找范围

健康贴士

　　手部若有刺痛感，应做些温和的手部运动，如旋转手腕等。将手抬过头部，一边旋转手臂，一边旋转手腕，可帮助肩膀、颈部及上背部调整位置，并缓解压力及张力。让手肘高于肩膀，以桌面支撑手肘或将手靠在椅把，是让手获得休息的好方法。

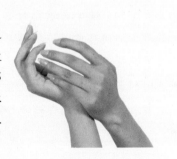

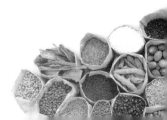

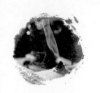

第五节　足跟痛

足跟痛是由于足跟的骨质、关节、滑囊、筋膜等处病变引起的骨科疾病。

足跟痛一般在早晨起床脚落地的第一二步最痛。走几步后便可以逐渐缓解为特定的足跟疼痛。过多的压力在行走活动的过程中集中于足跟部位，导致骨头、肌肉、肌腱等部位受伤，继而引发炎症。足跟痛一般发生在中老年人。

对症灸治

症状：从中医的角度分析，足跟痛属骨痹的一种，多因肝肾两虚，故而气血四末不达则发生足跟痛。一些人有持久性足跟痛，只要足跟着地或行走就疼痛难忍，局部不热、不红、不肿。中医认为这是"肾阳不足"。

足跟疼痛的原因有很多，但多数都是由跟骨骨刺所致。在人体足跟部的皮里骨外，有一弹性脂肪垫。在双脚负荷全身重量行走时，该垫起着缓冲的作用，使跟骨不直接撞击地面。随着年龄的增长，此软垫会发生退行性改变而失去弹性作用，而体重的增加则使双脚的负重加大，足底受力增加，时间长了便导致病理变化而形成骨刺。在足跟稍一触地走路之时，骨刺便刺激周围组织的末梢神经，患者便产生疼痛之感。

取穴：足三里、太溪、照海穴。

灸法：对足三里、太溪、照海三穴施灸。灸疗5～10分钟，同时提拿跟腱、踝等部分，应用温补的手法配合治疗。应用一些解毒消肿的中药浸泡双足。

对症穴位图解

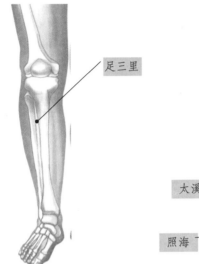

足三里

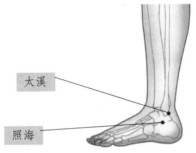

太溪

照海

健康贴士

　　进行慢跑、散步、骑车、打乒乓球等户外活动时，应穿软质保暖的休闲鞋（旅游鞋）。这样既能保暖又能保护足跟，使得足跟具有一个舒适的环境，有利于减少足跟痛的发生。弹性较好的胶鞋或加厚鞋垫的布鞋能够减轻挤压，保持足跟部关节、韧带有良好的弹性和韧性。此外，足跟部保暖也很重要。

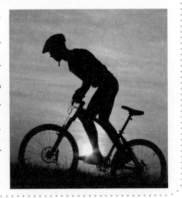

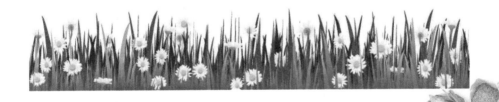

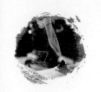
第六节　颈椎病

颈椎病是指由于颈椎长期劳损、骨质增生或椎间盘突出、韧带增厚，致使颈椎脊髓、神经根或椎动脉受压，出现的一系列功能障碍性临床综合征。颈椎病是困扰现代人的主要疾病之一。

对症灸治

症状：颈椎病症状比较复杂，一般主要是颈肩疼痛，部分会出现头痛和胳膊疼痛；肩背部沉重、肌肉变硬，上肢无力，手里不能握物，可自觉下落；头颈部活动受限，闭眼时向左右旋转头颈，引起偏头痛或眩晕，部分患者可出现摔倒；脖子僵直、发硬；一侧面部发热、出汗；有些患者出现下肢僵硬，似乎不听指挥，或下肢绵软，有如在棉花上行走；还有少数患者会出现大小便失控、性功能障碍甚至四肢瘫痪等。

取穴1：肩井、大椎、曲垣、曲池穴。

灸法：温和灸，每次每穴灸15～20分钟。

提示：每天的肩部运动是必不可少的，也有助于恢复健康。

取穴2：颈夹脊、风池穴。头痛、头晕者加灸百会、太阳穴；手指麻木者加灸合谷穴。

灸法：采用温灸器施灸，每穴灸3～5分钟，每日一次，10次为一个疗程。

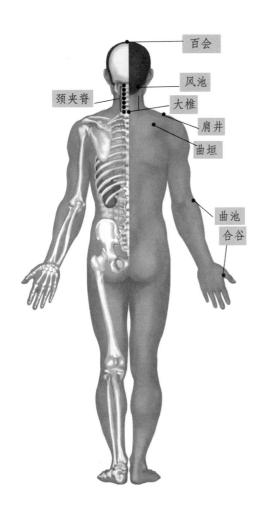

百会

风池

颈夹脊

大椎

肩井

曲垣

曲池

合谷

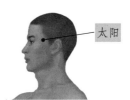

太阳

健康贴士

　　避免颈部长期处于一种姿势。稍感疲劳时便可离开座位走动，或每隔一个小时做些简单的伸展操，1~7分钟即可，学会自我保健。如果电脑放在侧方的，建议定期左右更换显示器的位置。这些都是预防和缓解颈部疼痛的好方法。加强锻炼，增强体质。可通过颈项功能锻炼，增强局部肌力、颈椎稳定性及抗劳损能力。

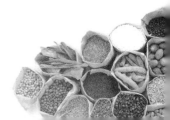

第七节　腰肌劳损

腰肌劳损是指腰部发生疼痛之症，既是多种疾病的一个症状，又可作为一种独立的疾病。腰肌劳损的病因一般有：

1.急性腰扭伤后及长期反复的劳损。

2.治疗不及时、处理方法不当。

3.长期过度的腰部运动及过度负荷，如久坐、久站或从事弯腰抬重物、放重物工作，久而久之可导致慢性腰肌劳损。

4.气温过低或湿度过大都可促发或加重慢性腰肌劳损。

对症灸治

症状：腰肌劳损以腰部酸胀为主要表现，反复发作，疼痛可随气候变化或劳累程度而变化，时轻时重，但腰部功能不受限。弯腰工作困难，弯腰稍久则疼痛加重，常喜用双手捶腰，以减轻疼痛。检查腰部外形多无异常，俯仰活动多无障碍。少数患者腰部活动稍受限并有压痛，X线检查多无异常，少数患者可有骨质增生或脊柱畸形。

取穴：肾俞、志室、大肠俞、阿是穴。湿盛者加灸阴陵泉、三阴交穴；肾虚者加灸命门、关元、太溪穴。

灸法：手持陈年艾条施灸，每穴依次进行回旋、雀啄、往返、温和灸四步法施灸操作：先行回旋灸2分钟，温热局部气血，继以雀啄灸1分钟加强敏化，循经往返灸2分钟激发经气，再施以温和灸发动感传、开通经络。也可采用艾罐温和灸法：用温和灸罐灸阴陵泉、三阴交穴。

对症穴位图解

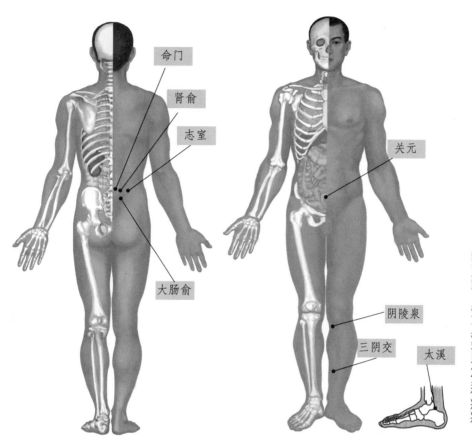

命门
肾俞
志室
大肠俞
关元
阴陵泉
三阴交
太溪

健康贴士

　　腰肌劳损急性发作期应注意休息，卧硬板床1～3周。急性发作缓解后容易复发，应注意腰部的保护，避免弯腰搬重物，工作时可以戴上腰围或宽腰带，以保护腰部肌肉。

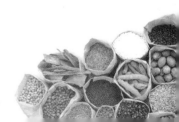

第八节　腰椎间盘突出症

腰椎间盘突出症是由于腰椎间盘退行性病变、外伤等，使纤维环部分破裂，髓核从纤维环的缺损处向外膨出，压迫脊髓、脊神经根等相邻组织，从而使腰部产生疼痛，一侧下肢或两侧下肢麻木、疼痛等一系列临床症状。

对症灸治

症状：腰椎间盘突出症属中医学"腰腿痛""痹证""腰痛"等范畴。发生本病的原因有内因和外因两方面。内因是椎间盘本身退行性病变或椎间盘有发育上的缺陷，外因则有损伤、劳损以及受寒着凉等。

腰椎间盘突出症的典型症状是腰痛和一侧下肢放射痛，有时可伴有小腿或足部的麻木。腰痛常发生于腿痛之前，也可二者同时发生；严重者腰腿疼痛、麻木、酸胀甚至可能瘫痪，大多有外伤史，但也有人无明确诱因。

取穴：至阳、关元俞、腰夹脊、阳陵泉、昆仑穴。

灸法：

1.手持悬灸法：手持陈年纯艾条施灸，选取至阳、关元俞穴，每处穴位依次进行回旋、雀啄、往返、温和灸四步法施灸操作：先行回旋灸2分钟温热局部气血，继以雀啄灸1分钟加强敏化，循经往返灸2分钟激发经气，再施以温和灸发动感传、开通经络。

2.纯铜灸罐温和灸法：用温和灸罐温和灸足三里、昆仑、阿是穴。

3.灸盒温和灸法：用六孔灸盒温和灸腰夹脊。

对症穴位图解

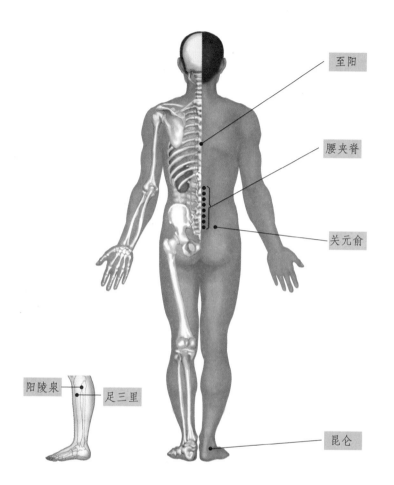

至阳

腰夹脊

关元俞

阳陵泉　足三里

昆仑

健康贴士

　　腰椎间盘突出症患者，建议睡硬板床，平日加强锻炼，平卧后腰部轻柔向上挺举，每天做30次左右，长期坚持可以有效缓解病情。注意腰部保养，不宜弯腰负重。工作时可使用腰围或宽腰带，以保护腰部肌肉。发病期则需要卧床休息。

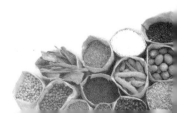

第九节　痔　疮

痔疮又名痔核、痔病、痔疾等。痔疮是人体直肠末端黏膜下和肛管皮肤下静脉丛发生扩张和屈曲所形成的一个或多个柔软的静脉团的一种慢性疾病。多见于经常站立者和久坐者。医学所指痔疮包括内痔、外痔、混合痔。

对症灸治

▶ 湿热下注型

症状：肛门坠胀疼痛，大便下血，血色浑浊，便排不畅，便时有物脱出，里急后重，身重困乏，核痔渐红，舌红苔黄腻，脉弦滑。

取穴：肾俞、大肠俞穴。

灸法：在腰部的肾俞穴至大肠俞穴之间寻找瘀点，一般为红色或紫色点。可采取直接灸、隔姜灸、悬灸3种方法。直接灸一般每个点1~3壮，隔姜灸一般3~7壮，悬灸10~15分钟，均为3天一次，5次为一个疗程。

▶ 气血两虚型

症状：以痔脱出为主，肛门坠胀，便时有物脱出，需用手还纳，少气懒言，便色淡量多，头晕目眩，舌淡苔白，脉细无力。

取穴：中脘、神阙穴。

灸法：采用隔姜灸，将鲜姜切成0.2~0.3厘米的薄片，用针在中间扎些小孔，放在中脘和神阙穴上。点燃艾炷施灸，当患者感到疼痛不可耐受时，

可将姜片稍稍向上提起，稍停片刻后放下再灸。每灸4~5壮需更换姜片。

对症穴位图解

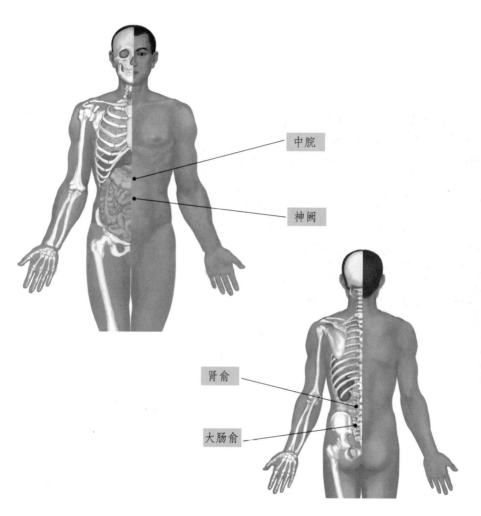

中脘

神阙

肾俞

大肠俞

健康贴士

　　对痔疮伴有出血的患者，应常规进行肛门指检及乙状结肠镜检查，以排除直肠癌、直肠内息肉、直肠炎等疾病。平时少食辛辣刺激物，治疗期间忌饮酒，防过劳，避免潮湿及用力负重，保持大便通畅，以减少痔疮发作。

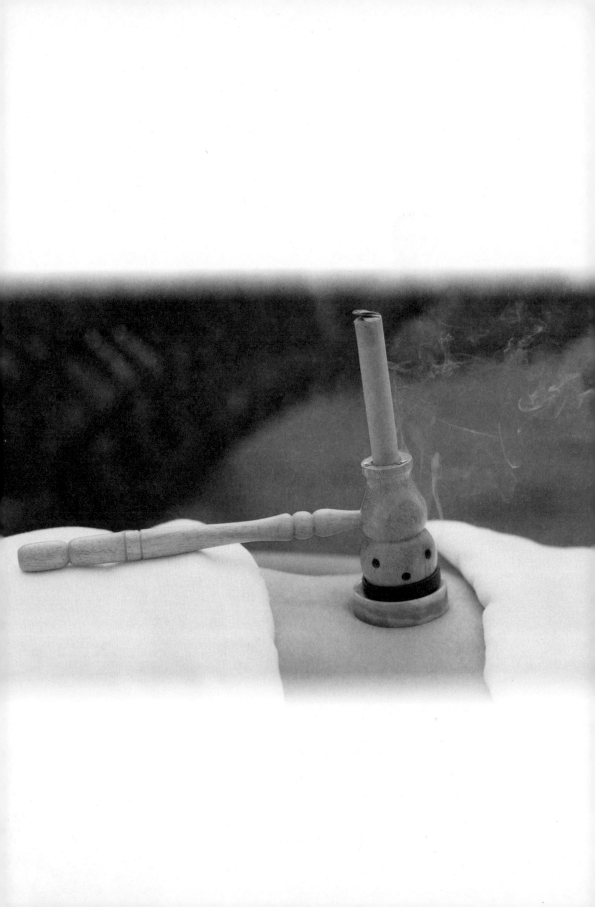

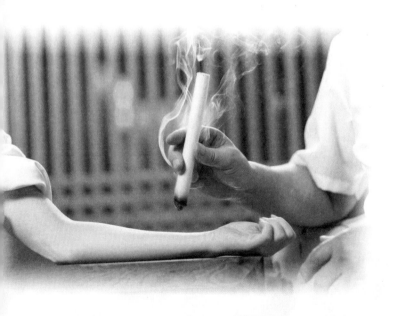

第六章

灸一灸调治男科疾病

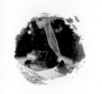

第一节 遗 精

遗精是指不因性交而精液自行外泄的一种男性性功能障碍性疾病，如果有梦而遗精者称为"梦遗"；无梦而遗精者，甚至清醒的时候精液自行流出称为"滑精"。因均为精液外泄，故统称为遗精，是男性的常见病。引起此病的原因有三：一为烦劳过度，阴精暗耗；或由于多思妄想，恣性纵欲，损伤肾阴，以致阴液不足，阴虚生内热，热扰精室，因而致病；二为手淫频繁或早婚，损伤肾精，肾虚失藏，精关不固；三为饮食不节，醇酒厚味，损伤脾胃，内生湿热，湿热下注，扰动精室所致。此外，经常看淫秽读物及影视也是造成遗精的一个重要因素。

对症灸治

症状：遗精次数过频，每周两次以上或一夜数次，且伴有头昏眼花、腰腿酸软、两耳鸣响等。若每月偶有一两次遗精，且次日无任何不适者，属生理现象，不是病态，无须治疗。

取穴：肾俞、三阴交、关元、太溪穴。头晕目眩者加风池、百会穴；小便热涩不爽者加膀胱俞、中极、次髎穴；神倦便溏者加脾俞、足三里穴；夜寐不眠者加神门穴；精关不固者加神阙、命门穴。

灸法：用艾条温和灸，每次取4~6个穴，各灸15分钟，每日灸一次，7次为一个疗程；或用温针灸，每次取4~6穴，各灸10~15分钟，每日灸一次，10次为一个疗程。

对症穴位图解

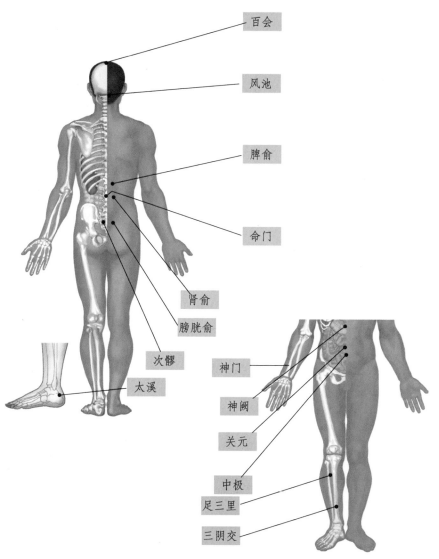

百会
风池
脾俞
命门
肾俞
膀胱俞
次髎
太溪
神门
神阙
关元
中极
足三里
三阴交

辅助疗法

　　金樱鲫鱼汤：金樱子30克，鲫鱼250克，香油5毫升，食盐5克。鲫鱼去鳞、内脏，洗净，加金樱子及适量水煲汤，用香油、食盐调味即成。可补肾固精，利尿消肿。适用于男子肾气不足而致遗精、滑精等。

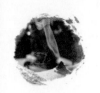

第二节　阳　痿

阳痿是指成年男子出现阴茎不能勃起或勃起不坚，以致不能完成性交的一种病症。多数患者是由精神心理因素所致，如疲劳、焦虑、紧张、情绪波动等，也有的患者是由器质性病变所致。临床上将阳痿分为命门火衰型、心脾两虚型、恐惧伤肾型三种。

对症灸治

▶ 命门火衰型

症状：多表现为阳事不举、精少清冷、头晕耳鸣、面色白而虚浮、精神不振、腰膝酸软无力、怕冷、四肢不温、舌淡、苔白。

取穴：心俞、肾俞、命门、腰阳关、神阙、关元、中极、三阴交、太溪穴。

灸法：用艾炷瘢痕（化脓）灸，每次取2穴，各灸10～15分钟，每日灸一次，3次为一个疗程。

▶ 心脾两虚型

症状：多表现为阳事不举、失眠多梦、头晕、记忆力下降、食欲下降、倦怠乏力、面无光泽、舌质淡嫩。

取穴：心俞、脾俞、肾俞、气海、关元、内关、足三里穴。

灸法：用艾条温和灸，每次取4～6个穴，各灸15～20分钟，每日或隔日灸一次，10次为一个疗程。

▶▶ **恐惧伤肾型**

症状：多表现为阳事不举、举而不坚、胆怯多疑、心慌易惊、失眠、苔薄腻。

取穴：膀胱俞、关元、曲泉、阴陵泉、三阴交、然谷穴。

灸法：用艾条温和灸，每次取3~5个穴，每灸10~15分钟，每日灸一次，15次为一个疗程。

对症穴位图解

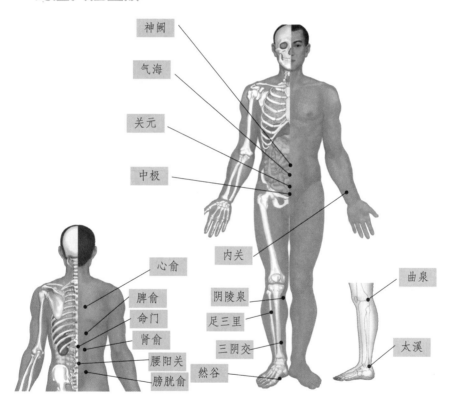

神阙
气海
关元
中极
内关
心俞
脾俞
命门
肾俞
腰阳关
膀胱俞
阴陵泉
足三里
三阴交
然谷
曲泉
太溪

辅助疗法

韭菜炒羊肝：韭菜100克，羊肝120克。将韭菜去杂质洗净，切成1.6厘米长；羊肝切片，与韭菜一起用旺火炒熟，当菜食用，每日一次。可温肾固精。适用于男子阳痿、遗精等症。

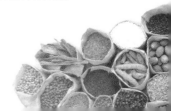

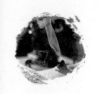

第三节 早 泄

早泄是指在性交时阴茎尚未插入阴道或刚接触阴道即行射精，不能进行正常性交活动的性功能障碍性疾病。性交中射精时间的早晚个体差异较大，一般阴茎插入阴道后2～6分钟即可射精。

对症灸治

症状：早泄轻者当阴茎插入阴道内半分钟到2分钟，双方均没有达到性满足时即射出精液；重者则表现为男女身体刚刚接触，阴茎还没插入阴道，或刚进入或进入阴道仅抽送数次即射精，而不能进行正常性生活，并伴有腰膝酸软、夜尿多、精神萎靡、失眠多梦，或心虚胆怯、潮热盗汗等症状。若因新婚激动、疲劳、酒后偶尔发生早泄，不属病态。

取穴：关元、神门、心俞、肾俞、志室、三阴交、大赫穴。若肾气不固者，加灸关元、命门、太溪穴；阴虚火旺者，加灸内关、神门穴；心脾两虚者，加灸中极、命门、脾俞、足三里、神门穴；肝经湿热者，加灸中极、足三里、三阴交、膀胱俞、丰隆穴。

灸法：用艾条温和灸，每次取5～6穴，各灸10～20分钟，每日灸一次，10次为一个疗程。或采用艾炷隔姜片施灸，每次取3～5穴，各灸5～7壮，每日或隔日灸一次。

对症穴位图解

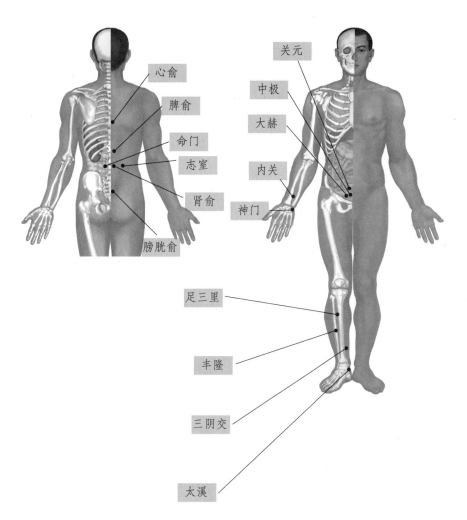

心俞
脾俞
命门
志室
肾俞
膀胱俞

关元
中极
大赫
内关
神门

足三里
丰隆
三阴交
太溪

健康贴士

　　枸杞子炖鹌鹑：枸杞子20克，鹌鹑2只。枸杞子洗净备用；鹌鹑活杀，去头爪、皮毛、内脏，洗净。同置锅中，加黄酒、葱、姜，隔水蒸30分钟，分次食用。温补中气。适用于心脾两虚型早泄，伴失眠多梦，身倦乏力，自汗健忘，面色不华者。

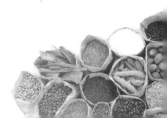

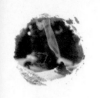

第四节 前列腺炎

前列腺炎是青壮年男性容易罹患的一种泌尿系统疾病。患者尿道口常有白色黏液溢出，下腹部、会阴部或阴囊部疼痛。中医认为本病与肾阴不足、相火旺盛，肾亏于下、封藏失职，肾阴亏耗、阴损及阳，饮酒过度损伤脾胃等有关。

对症灸治

症状：有排尿异常症状，表现为尿频、尿急、尿痛、夜尿多、排尿困难，有白色黏液自尿道滴出，会阴部、肛门、腰骶部、下腹部、耻骨上及大腿内侧、睾丸、阴茎、尿道等部位不适或疼痛，或射精痛，并常伴有血精、阳痿、早泄、性欲减退、乏力、忧郁、记忆力减退等症状。

取穴：会阴穴。伴有腰骶不适者加灸肾俞穴；伴有小腹不利者加灸关元、三阴交穴；伴有睾丸坠胀者，在大敦穴点刺放血。

灸法：采用艾灸温和灸法，令患者仰卧，暴露阴部，臀部略垫起，用艾灸架固定在会阴穴上施灸。每次灸20～40分钟，以灸至局部温润红热为度，每日下午灸治，10次为一个疗程，每个疗程间隔2～3日，灸后1小时内不能饮茶、进食，以养气血。

对症穴位图解

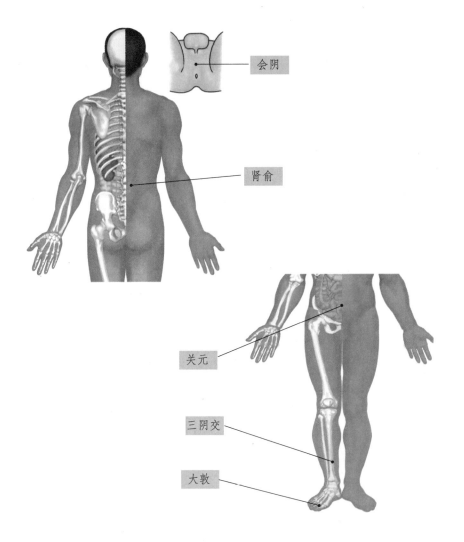

会阴

肾俞

关元

三阴交

大敦

健康贴士

车前发菜饮：车前子10克，发菜10克，冰糖适量。将车前子用纱布包扎好，与发菜一起，加水适量，武火煎沸后，改用文火煎煮30分钟，捞出纱布袋，加入冰糖，待糖化后，煮沸片刻，即可服食。可健脾除湿、利水消肿，治疗前列腺炎。

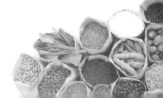

第五节　前列腺增生

前列腺增生又称前列腺肥大，是老年男性常见的疾病之一。40岁以上男子病理上均有不同程度的前列腺增生，50岁以后才逐渐出现症状，发病率随年龄增长而逐渐增加。此病发病机制多与体内雄激素与雌激素之间的平衡失调有关。可由于气候冷热的变化、劳累或饮酒等因素，使前列腺局部和膀胱颈部发生充血、水肿等引起完全性梗阻造成尿潴留。在夜间熟睡时，尿液可自行流出，发生遗尿现象，尿液压力增大时可引起充溢性尿失禁；膀胱颈部充血或并发炎症结石时，可出现血尿。本病属中医学"淋证""癃闭"范畴。

对症灸治

症状：尿频、尿急、排尿困难，出现尿线无力，尿流变细或淋漓点滴状。排尿后仍有排尿感。肾阳虚者见夜尿多、形寒肢冷、腰酸；有血瘀者见排尿困难，或有血尿，舌边有瘀点；夹湿热者见尿急或闭，恶寒发热，脉浮。

取穴：关元、曲骨、肾俞、三阴交穴。有湿热者加曲池、合谷穴；有血瘀者加足三里穴。

灸法：用艾罐熏灸或艾条温和灸，每次取其中2～3穴，每穴10～15分钟。肾虚者隔附子片灸，夹湿热者着肤灸，隔日一次。

对症穴位图解

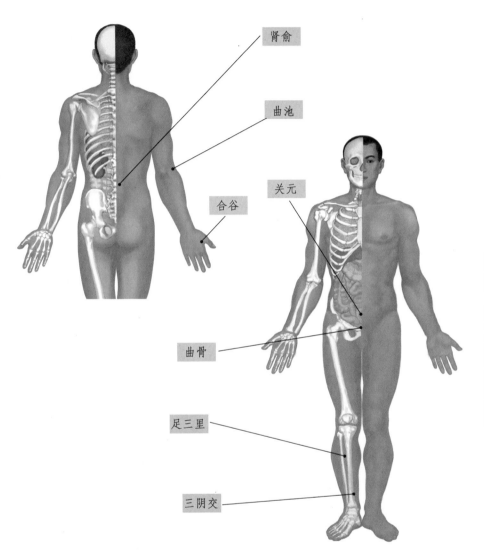

肾俞

曲池

合谷

关元

曲骨

足三里

三阴交

·健康贴士·

　　双仁牛膝粥：桃仁、郁李仁各10克，川牛膝15克，粳米100克。将上述三味药加水煎煮，去渣，入粳米同煮至粥熟。每日分1～2次服完。可活血化瘀，通利小便。适用于前列腺增生。

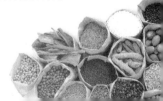

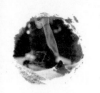

第六节　男性更年期综合征

　　所谓男性更年期，是指男性由壮年向老年过渡的阶段，虽然不像女性那样会经历明显的激素水平的变化，有停经等明显的生理功能变化，但是在许多方面还是有所反应的。在这段时间内，男性会出现一些症状，有的人明显，有的人不明显，但应当意识到这些症状可能与更年期综合征有关。

对症灸治

　　症状：在精神心理方面，注意力不集中，办事缺乏信心，工作能力下降，记忆力、应变力均较差，处理事情优柔寡断，陷于悲伤、焦虑、猜疑、偏执、烦恼状态中。自觉体力不支，需要更多的休息才能应付日常工作。性功能方面，患者性欲、性反应、性能力持续减弱，性交不应期延长，精液量减少，精子质量下降，有时出现阳痿、早泄。在其他方面，患者还可出现头晕耳鸣、失眠多梦、食欲下降、大便秘结或稀溏，小便短少或清长等多种脏腑功能失调的症状。

　　取穴：命门、涌泉穴。

　　灸法：悬灸，每穴每次10～20分钟，隔日一次，每月灸7～10次。先灸命门穴，再灸涌泉穴，以感觉温热为度。

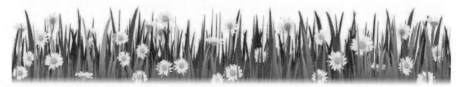

对症穴位图解

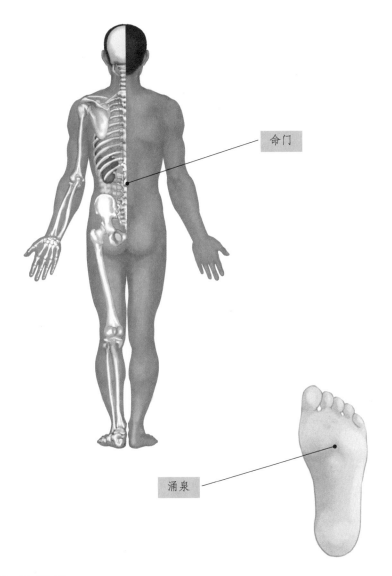

命门

涌泉

健康贴士

　　更年期是一个过渡阶段，对于男性而言，同样需要调理养护，以减缓衰老过程，减轻症状，使自己更容易度过这个阶段。灸疗作用是养生调护，以防出现较严重的更年期症状。一般建议在55岁之后就开始治疗。

171

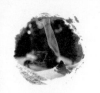
第七节　男性不育症

男性不育症是指处于生育年龄的夫妇有正常的性生活，而且未采取避孕措施，但两年以上女性尚未受孕，而究其原因在于男性无生育能力所致，即称男性不育症。中医认为，男性不育者，原因有两类，一类是先天发育异常，一类是后天病理改变。先天发育异常这里不多做解释，后天病理改变主要是由于房劳过度或病久伤阴致肾气不足，或过食肥甘厚腻，痰湿内生，湿热下注或气血两虚而致不育。

对症灸治

症状：肝气郁结证见情志忧郁、胸胁胀痛、阳痿不举或举而不坚，或性交精液不能射出；或胸闷烦躁，见色动情，阳事易举，交媾不射精。肾虚证见腰膝酸软、早泄阳痿、性欲减退、有时遗精，或兼有夜尿多、形寒肢冷。湿热下注证见头晕身重、少腹急满、小便短赤、阳事不举。

取穴：关元、气海、三阴交、足三里穴。肾阴虚者加肾俞、太溪；肾阳虚者加命门、志室穴；肝郁加肝俞、次髎穴；肝郁化火者加行间、阴廉穴；湿热者加次髎、阴陵泉穴。

灸法：艾罐熏灸或温和灸，每次3～5穴，每穴10～15分钟；或着肤灸或隔姜灸，每穴3～5壮。隔日一次，15次为一个疗程。

灸法治疗男性不育症效果较好。灸治前应查清引起不育症的原因，根据不同病因给予治疗。如能结合中药助治，则对缩短疗程、提高疗效有裨益。

对症穴位图解

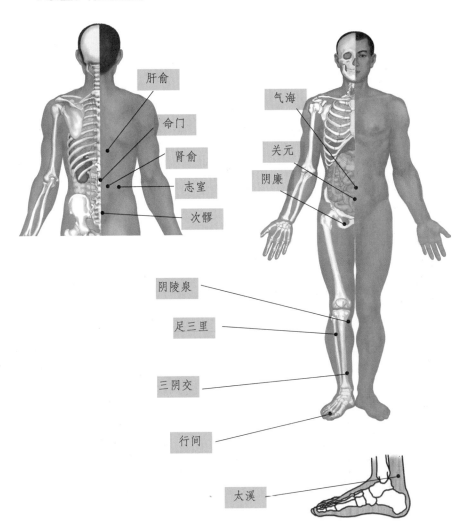

肝俞
命门
肾俞
志室
次髎

气海
关元
阴廉

阴陵泉
足三里
三阴交
行间

太溪

健康贴士

　　改变不良的生活饮食习惯，戒烟戒酒；不要吃过于油腻的东西，否则会影响性欲；还要注意避免接触生活当中的有毒物品；不要长时间骑自行车、泡热水澡、穿牛仔裤等。

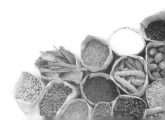

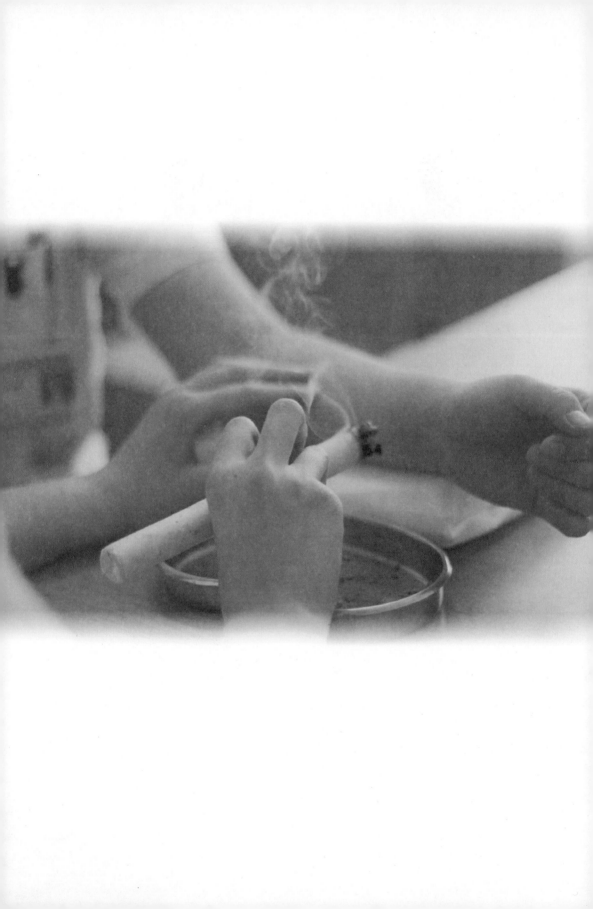

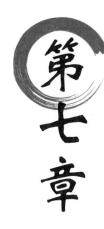

第七章 灸一灸调治妇科疾病

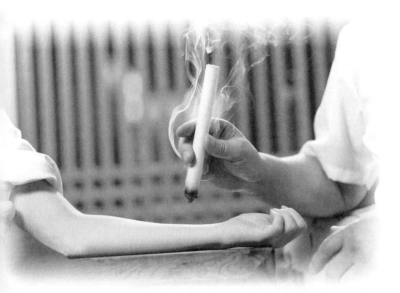

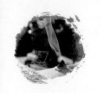

第一节　月经不调

月经不调泛指月经的周期、经量、经色和经质发生异常的病症，是妇科常见的疾病。

女子以血为本，血充气顺，则月经通调。凡情志不畅、久病体虚、经产期感受风寒湿等外邪、房事不节、产育过多等，均可使脏腑功能失调和冲、任二脉损伤，引起气血失和，导致月经不调。

对症灸治

▶ **寒伤冲脉**

症状：经行后期，量少色暗淡，质稀薄，小腹冷痛，喜温喜按，形寒肢冷，便溏溲清。

取穴：气海、血海、三阴交、天枢、归来、命门、关元穴。

灸法：艾炷灸，每穴3～5壮，每日一次。

▶ **血热先期**

症状：经行先期。实热者经量多，色鲜红或深红，质黏稠，伴烦热面赤，口干渴，尿黄；虚热者经量少，色红，质稀薄，腰酸腿软，颧红潮热，手足心热，常见于青春期女性。

取穴：关元、血海、三阴交、行间、太冲、复溜、太溪、然谷穴。

灸法：艾炷隔姜灸，每穴5～10壮，每日一次。

▶ **气虚先期**

症状：经行先期，量多色淡，质稀薄，小腹空坠或腰部发胀，神疲乏力，气短懒言，纳少便溏，面色萎黄。

取穴：脾俞、气海、关元、足三里穴。

灸法：艾炷灸，每穴5～10壮，于两次月经中间开始施灸，每日一次。

对症穴位图解

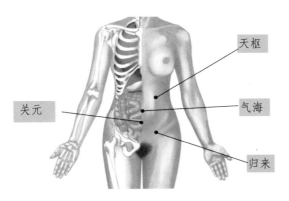

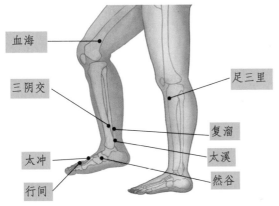

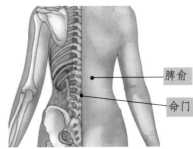

第二节　痛　经

　　妇女在行经期间或经期前后发生周期性下腹部疼痛、腰骶酸痛等症状，以致影响工作和日常生活者称痛经。

　　子宫内膜合成的前列腺素含量增高，是引起痛经的一个决定性因素，在孕激素作用下的分泌期子宫内膜合成并释放更多前列腺素，作用于子宫肌内血管，引起痉挛性收缩而疼痛；继发性痛经是生殖器官器质性病变引起，与盆腔疾病有关。

对症灸治

▶ 气滞血瘀

　　症状： 经前或经期小腹胀痛，经行不畅，量少，色紫暗夹有血块，经畅或瘀块排出后疼痛减轻，伴胸胁、乳房胀痛，面色晦暗。

　　取穴： 气海、中极、血海、三阴交、行间穴。

　　灸法： 艾炷灸，两次月经中间，灸3～5壮，每日一次，连灸5～7日；或艾条温和灸，两次月经中间，灸10～15分钟。

▶ 寒湿凝滞

　　症状： 经前或经期小腹冷痛或绞痛，甚则痛连腰骶，得热痛减，按之痛甚，经血量少，色暗质稀或如黑豆汁或夹有小血块，面色青白，四肢不温。

　　取穴： 次髎、中极、水道、子宫、地机穴。

　　灸法： 艾条温和灸，10～15分钟，以痛解为度。

▶▶ 气血虚弱

症状：经期或经后小腹或腰骶部隐隐作痛或经净后疼痛反重，数日后才停止，按之痛减，经量少，色淡质稀，可伴头晕目眩，心慌气短，精神不振，纳少便溏，身倦无力，面色萎黄或苍白。

取穴：肝俞、脾俞、肾俞、关元、命门、次髎、水道、子宫、血海、足三里、三阴交穴。

灸法：艾条温和灸，10～20分钟，每日1～2次。

对症穴位图解

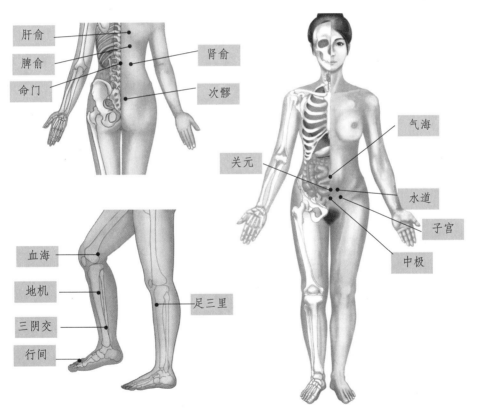

肝俞
脾俞
命门
肾俞
次髎

血海
地机
三阴交
行间
足三里

气海
关元
水道
子宫
中极

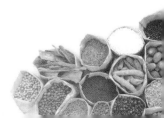

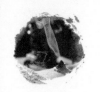

第三节 闭 经

发育正常女子一般12~14岁月经来潮，凡年逾16周岁，月经尚未来潮或以往已有过月经，现又非生理性中断6个月以上者称为闭经。

闭经与全身久病、内分泌失调、神经精神诸因素有关，如严重贫血、结核病、肾脏病、心脏病、营养不良以及下丘脑—垂体发育功能异常，肾上腺皮质、甲状腺等功能失调和子宫内膜的病理改变皆可引起闭经。

对症灸治

▶ 血虚经闭

症状：年逾16周岁尚未行经或月经稀少渐至闭经，体质虚弱，面色萎黄或苍白，腰膝酸软，头晕耳鸣，心悸气短，神疲乏力，食少便溏，或五心烦热，潮热盗汗。

取穴：膈俞、肝俞、脾俞、肾俞、气海、关元、归来、足三里、三阴交穴。

灸法：艾炷灸，3~5壮，隔日一次。或艾炷隔姜灸，3~5壮，每日或隔日一次。或艾条温和灸，10~15分钟，每日一次。

▶ 血瘀闭经

症状：既往行经正常，突然闭止，烦躁易怒，胸胁胀满，小腹胀痛拒按；或形体肥胖，胸闷泛恶，神疲乏力，白带多。

取穴：中极、合谷、血海、丰隆、三阴交、地机、太冲穴。

灸法：艾炷隔姜灸，3～5壮，每日一次。

对症穴位图解

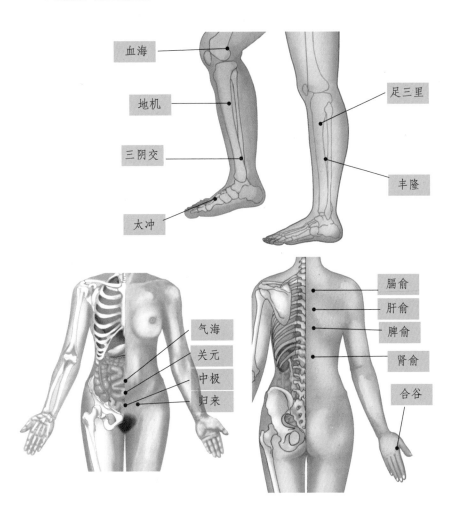

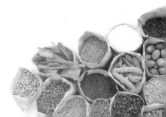

第四节　带下病

带下病是指带下的量、色、质、气味发生异常，并伴有局部或全身症状为特征的疾病。

带下病与脾、肾及冲、任、带脉关系密切。多由于饮食、劳倦、外感湿毒；或肝郁犯脾，脾胃损伤，脾虚湿盛，湿郁化热，湿热下注，损伤任脉；或素体肾虚，房劳、多产，伤及下元，肾虚不固，任带失约所致。

对症灸治

▶ 白带

症状：脾肾阳虚，带下清稀。小腹冷坠，腰膝酸软，便溏溲清；若肾阴虚火旺则带下赤白，黏稠无臭秽，五心烦热，失眠多梦。

取穴1：脾俞、肾俞、白环俞、次髎、气海、关元、带脉、足三里、三阴交、地机、中极、太溪穴。

灸法：艾炷灸，3～5壮，每日一次。

取穴2：气海穴。

灸法：艾炷隔附子饼灸，10～20壮，每日一次。

取穴3：脾俞、肾俞、白环俞、次髎、气海、关元、带脉、足三里、三阴交、地机、中极、太溪穴。

灸法：艾条温和灸，20～30分钟，每日一次。

▶▶ 黄带

症状：带下色黄量多，有异味，甚则状如腐渣或赤白相间，或黄绿如脓，或混浊如米泔，或有血液，阴部瘙痒，伴胸闷纳呆，小腹痛，尿黄赤，口干。

取穴：中极、带脉、阴陵泉、三阴交、行间穴。

灸法：艾炷隔黄柏细辛灸，5～7壮，每日一次；或温针灸，3壮（或5～10分钟），每日一次。

对症穴位图解

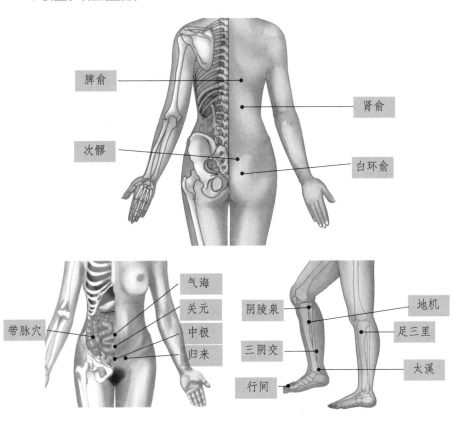

脾俞

肾俞

次髎

白环俞

气海
关元
中极
归来

带脉穴

阴陵泉

三阴交

行间

地机

足三里

太溪

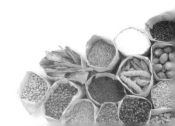

183

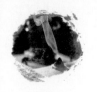

第五节　产后乳汁不足

产后乳汁不足是指产后及哺乳期乳汁分泌少，不能满足婴儿需要，甚至无乳汁分泌。中医称"产后缺乳""乳少"。

中医认为，多因产妇体质素弱，产后气血耗损，或脾胃失于健运，生化乏源，不能化生乳汁；或因情志不舒，肝失疏泄，气机不畅，以致经脉阻滞，乳汁分泌障碍。

对症灸治

▶ 气血虚弱

症状：产后乳汁极少，甚至全无，乳汁清稀，乳房虚软，无胀痛感，纳呆食少，神疲气短，面色少华。

取穴1：脾俞、膻中、乳根、少泽、足三里穴。

灸法：艾炷灸，3～5壮，每日一次。

取穴2：脾俞、少泽穴。

灸法：艾条温和灸，10～15分钟，每日一次。

取穴3：膻中、乳根穴。

灸法：温和灸，10～20分钟，每日一次。

▶ 肝郁气滞

症状：产后乳汁少，或因恼怒使乳汁顿无，胸胁胀满，乳房胀痛，按之饱满，烦躁易怒。

取穴1：大陵、太冲穴。

灸法：艾炷隔姜灸，3～5壮，每日一次。

取穴2：膻中、少泽、大陵、太冲穴。

灸法：艾条温和灸，10～15分钟，每日一次。

对症穴位图解

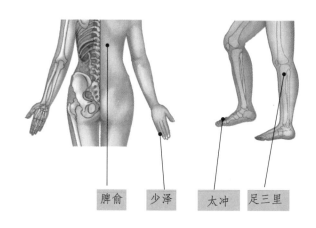

脾俞　　少泽　　　太冲　　足三里

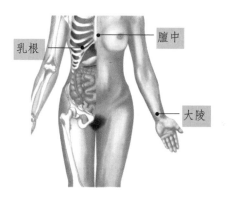

乳根　　　　　膻中

大陵

健康贴士

❶　哺乳期妇女应保持心情舒畅，提倡早期喂乳、定时喂乳，促进乳汁的分泌。

❷　多食富含蛋白质的食物和新鲜蔬菜、汤水，特别要多食猪蹄汤、鲫鱼汤。

第六节　子宫脱垂

子宫脱垂是指子宫从正常位置沿阴道下移，子宫颈外口达坐骨棘水平以下，或脱出阴道口。

子宫脱垂是由于子宫的主韧带及子宫旁组织受损引起，与分娩损伤、卵巢功能衰退、先天性子宫和盆腔组织发育不良或异常、某些慢性疾病使腹内压力增加及营养不良引起全身器官退行性病变、肌肉松弛等因素有关。

对症灸治

▶ 脾虚

症状：子宫下脱阴道口外，劳则加剧，面色苍白，神疲懒言，带下量多。

取穴1：气海、关元、子宫穴。

灸法：艾炷灸，5壮，每日一次，10次为一个疗程，每个疗程间隔5日。

取穴2：百会、脾俞、肾俞、气海俞、关元、气海、足三里、子宫穴。

灸法：艾条温和灸，10～15分钟，每日一次。

▶ 肾虚

症状：子宫下脱阴道口外，劳则加剧，面色苍白，腰酸腿软，头晕耳鸣，小便频数。

取穴1：百会、脾俞、肾俞、气海俞、关元、气海、足三里、子宫穴。

灸法：艾炷隔姜灸，10壮，每日一次，10次为一个疗程，每个疗程间隔5日。

取穴2：百会、脾俞、肾俞、气海俞、关元、气海、足三里、子宫穴。

灸法：艾条温和灸，10～15分钟，每日一次。

对症穴位图解

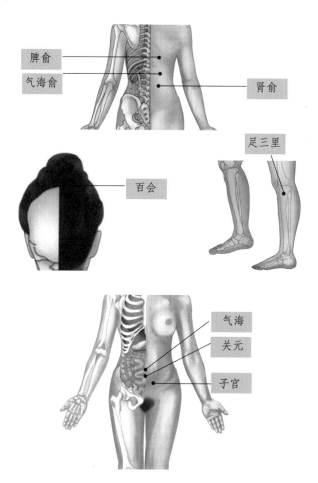

脾俞

气海俞

肾俞

足三里

百会

气海

关元

子宫

健康贴士

①用艾灸治疗的同时可服用补中益气丸提高疗效。

②积极治疗慢性疾病，如咳嗽、便秘，防止腹压增加导致子宫垂脱。

③加强锻炼，保持盆底肌肉的功能。

第七节　外阴瘙痒症

外阴瘙痒症是指妇女外阴或阴道内瘙痒，甚则瘙痒难忍的疾病。

引起外阴瘙痒的病因复杂，可能与长期阴道排出液和尿液的慢性局部刺激，原发于外阴的皮肤病遍及全身等因素有关。中医认为生活不洁，感染虫蜃，侵蚀阴部，发为阴痒。亦有肝肾不足，精气耗损，化燥生风，阴器失于濡养而发病。

对症灸治

▶ 肝经湿热

症状：外阴瘙痒或灼热疼痛，坐卧不安。兼见带下量多，黄稠臭秽，心烦少寐，胸闷不适，口干苦，尿黄赤。

取穴1：大肠俞、中膂、中极、足三里、三阴交穴。

灸法：艾炷化脓灸，各灸5~7壮，每月一次。

取穴2：气海俞、中膂、大肠俞、中极、会阴、阴廉、血海、三阴交、阴陵泉、蠡沟、太冲穴。

灸法：艾炷隔姜灸，灸3~5壮，隔日一次。

▶ 肝肾阴虚

症状：外阴瘙痒或灼热疼痛，坐卧不安。兼见带下量少，色黄腥臭，头晕目眩，腰酸耳鸣，五心烦热，口干咽燥。

取穴：气海俞、中膂、大肠俞、中极、会阴、阴廉、血海、三阴交、阴交、太溪穴。

灸法：艾条温和灸，5～10分钟，每日一次；或艾炷隔姜灸，3～5壮，隔日一次。

对症穴位图解

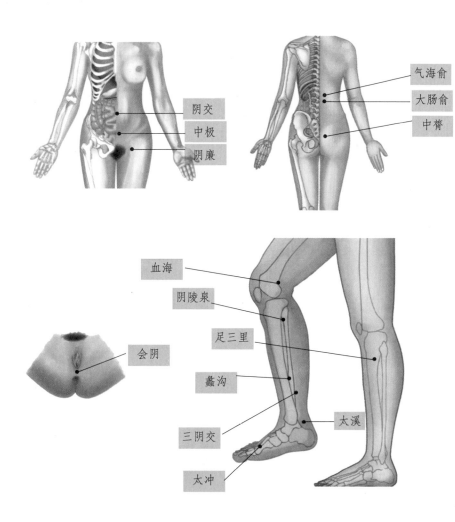

阴交
中极
阴廉

气海俞
大肠俞
中膂

血海
阴陵泉
足三里
蠡沟
三阴交
太冲

会阴

太溪

189

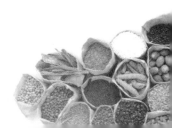

第八节　女性不孕症

婚后，夫妻同居两年以上，有正常性生活，配偶生殖功能正常，女子未采用避孕措施而未怀孕者，称为不孕症。中医称"无嗣""全不产""绝产"等。

女方不孕有卵巢、输卵管、子宫、子宫颈、外阴阴道、免疫及精神等因素，除性器官因素以外，部分妇女血清中富含抗精子抗体也会导致不孕。

对症灸治

▶ 肾精亏虚，血虚宫寒

症状：婚后不孕，月经后期，量少色淡。肾阳虚者兼面色晦暗，腰膝酸软，小腹冷坠，性欲淡漠，大便不实，小便清长；若肾阴不足，则月经先期，量少色赤，头晕耳鸣，心悸失眠，五心烦热，咽干口渴；血虚者，兼面色萎黄，形体消瘦，头目昏晕，神疲乏力。

取穴1：神阙穴。

灸法：艾炷隔盐灸，灸3~5壮，隔日一次。

取穴2：命门、气户、神阙、阴交、关元、中极、子宫、足三里、三阴交穴。

灸法：艾条温和灸，15~20分钟，每日一次。

▶ 气结痰浊，瘀阻胞脉

症状：婚后多年不孕。肝气郁结者，经行先后无定期，经行不畅、腹痛，量少色暗或有血块，经前胸胁、乳房胀痛，精神抑郁，烦躁而怒；瘀阻胞脉者，月经后期，量少色紫夹有血块，小腹胀坠隐痛；痰浊者，形体肥胖，月经不调或闭经，带下量多质黏。面色苍白，头晕心悸，胸闷泛恶。

取穴：中极、合谷、三阴交、气户、阴廉、阴陵泉、丰隆、归来、次髎、子宫、太冲穴。

灸法：艾条温和灸，15～20分钟，每日一次。

对症穴位图解

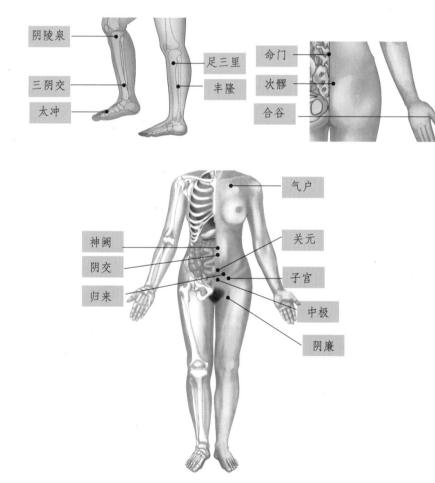

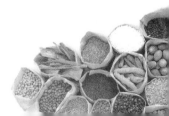

191

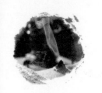
第九节　习惯性流产

　　流产系妊娠不到28周，胎儿体重不足1 000克而中止。当自然流产连续发生3次以上时则称为习惯性流产，中医称之为"滑胎"。

　　现代医学认为，习惯性流产多与染色体异常、生殖器官发育不良、免疫失调、内分泌功能紊乱、子宫内膜的各种感染等有关。有些与母子血型不合、羊水中前列腺素增多、胎盘异常、母亲的严重精神刺激有关。

对症灸治

▶ 气血虚弱

症状：有小产史，妊娠三四月，胎动下坠，腰酸腹坠，阴道少量流血；伴神疲，面色苍白，心悸气短，活动后加重。

取穴：气海、关元、中极、肾俞、足三里、膈俞、隐白穴。

灸法：艾炷隔姜灸，灸3~5壮，隔日一次；或艾条温和灸，15分钟，每日一次。

▶ 肾阴亏虚

症状：妊娠三四月，胎动下坠，腰酸腹坠。曾屡次堕胎，伴头晕耳鸣，小便频数。

取穴：气海、关元、中极、肾俞、命门、腰阳关、关元俞、百会穴。

灸法：艾炷隔姜灸，灸3~5壮，隔日一次；或艾条温和灸15分钟，每日一次。

对症穴位图解

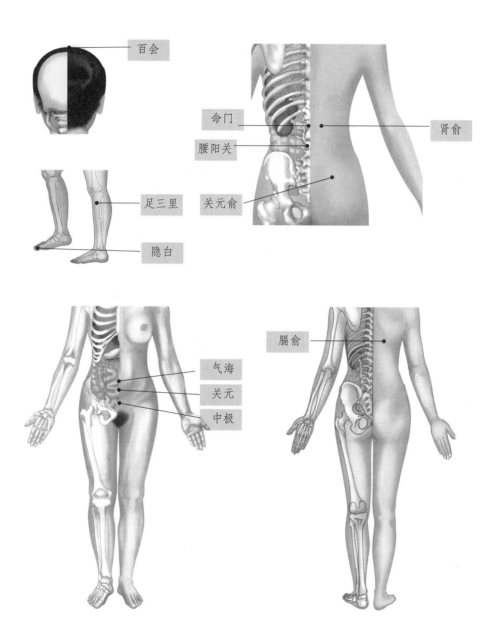

百会

命门

腰阳关

肾俞

足三里

关元俞

隐白

气海

关元

中极

膈俞

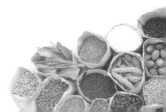

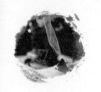

第十节　性冷淡

性冷淡是指性欲缺乏，通俗地讲即对性生活无兴趣。

性冷淡很大程度上是心理原因造成的。中医认为，先天肾气不足，天癸匮乏，冲任二脉不盛；肝气郁结，情欲不能疏泄；又因男女交合，阳痿、早泄不合女意或女意不遂，久而久之，女方性欲亦难唤起。此外有其他疾病，身体虚弱亦可导致。

对症灸治

▶ 虚证

症状：性欲淡漠，性感不足，厌恶性事；伴阴冷肢凉，小腹虚冷，时或经闭，面色无华，失眠健忘，腰膝酸软。

取穴：大巨、膻中、乳根、气海、次髎、命门、肾俞、太溪、脾俞、足三里穴。

灸法：艾炷隔附子饼灸，3~5壮，每日一次；或艾条温和灸，15分钟，每日一次。

▶ 肝气郁结

症状：性欲淡漠，性感不足，厌恶性事；伴有郁闷不乐，胸胁胀满，月经不调。

取穴：大巨、膻中、乳根、气海、次髎、命门、太冲穴。

灸法：艾炷直接灸，3~5壮，每日一次。

▶ 痰湿阻滞

症状：性欲淡漠，性感不足，厌恶性事；形体肥胖，食欲下降，四肢沉重，白带黏稠。

取穴：大巨、膻中、乳根、气海、次髎、命门、丰隆穴。

灸法：艾条温和灸15分钟，每日一次。

对症穴位图解

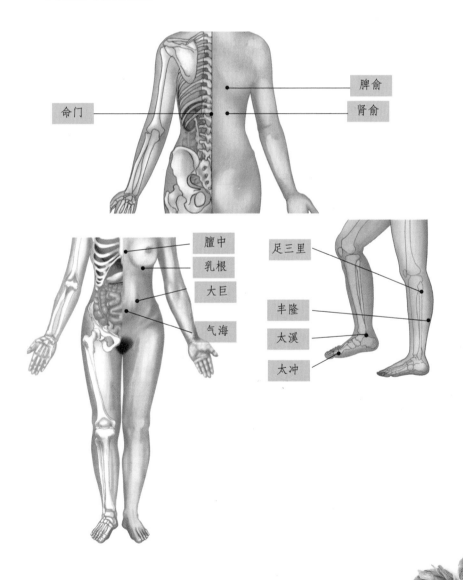

脾俞

肾俞

命门

膻中

乳根

大巨

气海

足三里

丰隆

太溪

太冲

第七章 灸一灸调治妇科疾病

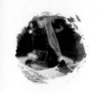
第十一节　子宫肌瘤

子宫肌瘤主要由子宫平滑肌细胞增生而形成的良性肿瘤，属中医学的"癥瘕""痞块"范畴。

临床症状主要表现为月经周期缩短，经期延长，经量增多等，小腹部触诊发现包块。中医认为，子宫肌瘤因七情内伤、脏腑功能失调、气滞血瘀而成。

对症灸治

▶ **气滞**

症状：小腹胀满，痛无定处，情志抑郁。

取穴：阿是穴，气海、关元、子宫、太冲穴。

灸法：艾炷直接灸，5壮，每日一次。

▶ **血瘀**

症状：伴见疼痛拒按，面色晦暗，月经量多或经期延后。

取穴：阿是穴，气海、关元、子宫、血海、三阴交穴。

灸法：艾炷直接灸，5壮，每日一次。

▶ **痰湿**

症状：伴见小腹包块时有作痛，按之柔软，带下较多，胸脘满闷。

取穴：阿是穴，气海、关元、子宫、丰隆穴。

灸法：艾炷直接灸，5壮，每日一次，10次为一个疗程。

▶ **气血虚**

症状：下腹隐痛，面色无华，头晕眼花。

取穴：阿是穴，气海、关元、子宫、足三里穴。

灸法：艾炷直接灸，5壮，每日一次，10次为一个疗程。

对症穴位图解

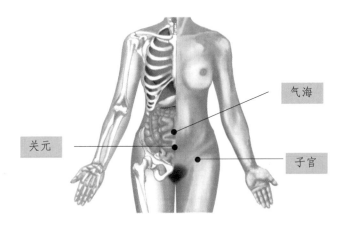

气海

关元

子宫

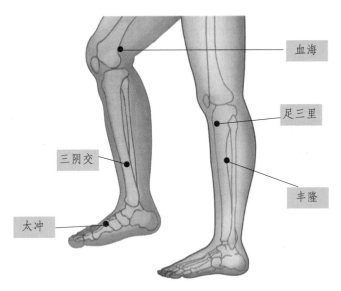

血海

足三里

三阴交

丰隆

太冲

第十二节 女性更年期综合征

女性更年期综合征系指由于更年期精神心理、神经内分泌和代谢变化所引起的各器官系统的症状和体征。

临床症状可表现为以下三个方面：①月经周期的改变；②雌激素缺乏导致血管舒缩症状，如烘热汗出、眩晕、心悸等；③精神神经症状，如情绪易于激动、抑郁、忧愁、失眠，甚或情志异常。

对症灸治

▶ 肝肾阴虚

症状：经期推迟、量少。平时带下少，阴道干涩，失眠多梦，皮肤瘙痒或如虫行，烘热汗出，情绪易于激动。

取穴：肾俞、三阴交、中极、足三里、子宫、太溪、志室、太冲、肝俞穴。

灸法：艾条温和灸，10~15分钟，每日一次；或艾炷隔姜灸，5壮，每日一次。

▶ 脾肾阳虚

症状：月经过多、崩漏或闭经，面目肢体水肿，形寒肢冷；心肾不交见失眠、心悸、心烦、腰酸头晕等。

取穴：肾俞、三阴交、中极、足三里、子宫、关元、命门、章门、脾俞、血海穴。

灸法：艾条温和灸，10～15分钟，每日一次；艾炷隔姜灸，5壮，每日一次。

对症穴位图解

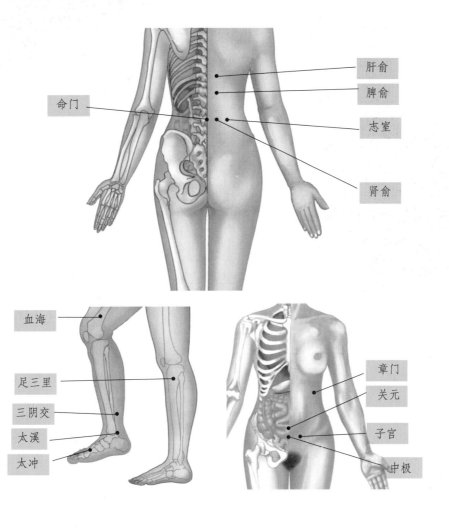

肝俞

脾俞

命门

志室

肾俞

血海

足三里

三阴交

太溪

太冲

章门

关元

子宫

中极

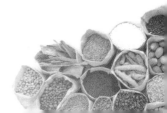

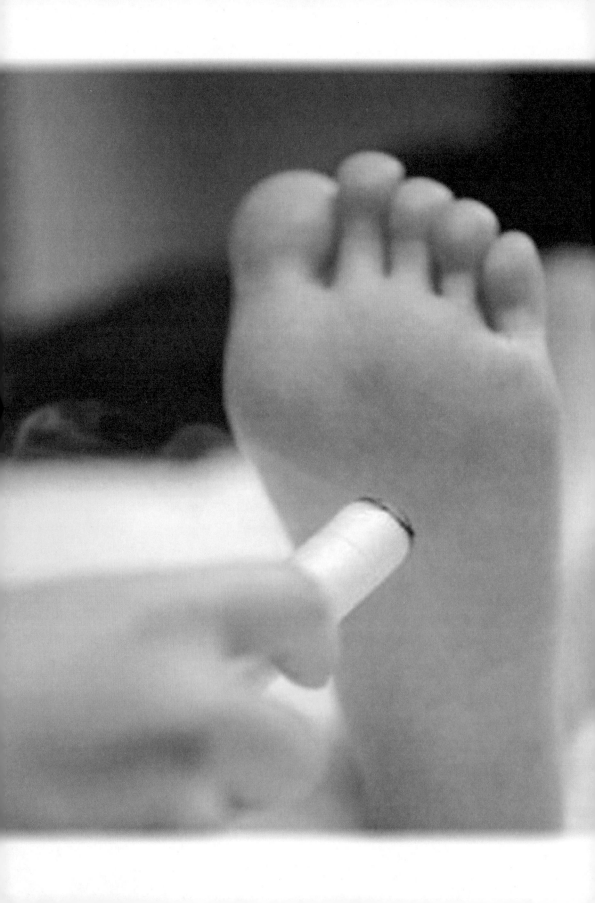

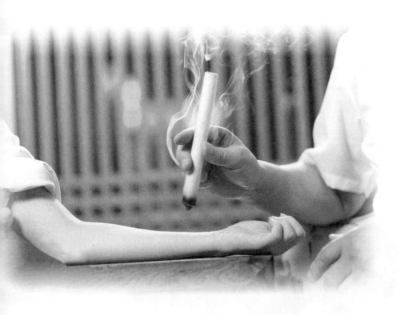

第八章

灸一灸调治五官科疾病

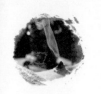

第一节　口腔溃疡

口腔溃疡，又称为"口疮"，是指发生在口腔黏膜上的溃疡性损害，是一种常见病，具有周期性复发的规律，可一年发病数次，也可以一个月发病几次，甚至新旧病变交替出现。病因目前尚不十分清楚，大多与内分泌紊乱、精神紧张、口腔感染、滥用抗生素等因素有关。

对症灸治

症状：口腔溃疡大小可如米粒至黄豆大小，呈圆形或卵圆形，中心凹陷，表面覆盖黄白色膜，周围有红晕，可单个发生也可多发，一般1～2周可以自愈，但容易复发，或因刺激性食物引发疼痛。

取穴1：公孙、梁门穴。

灸法：采用艾条温和灸法，每穴15～20分钟，将维生素C1～2粒（100毫克每粒）碾碎，涂在溃疡面上，每天2次，这样有助于治疗口腔溃疡。

取穴2：神阙穴。

灸法：采用艾卷温和灸法，点燃艾条，对准脐部进行熏灸。待患者感觉温热舒适，将艾条燃烧的一端固定在一定高度（一般2厘米左右），连续施灸5～10分钟，灸至局部发红为度。也可配合雀啄灸，每日一次，重者加灸一次。

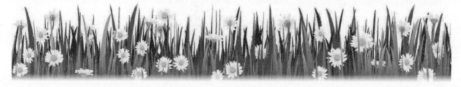

对症穴位图解

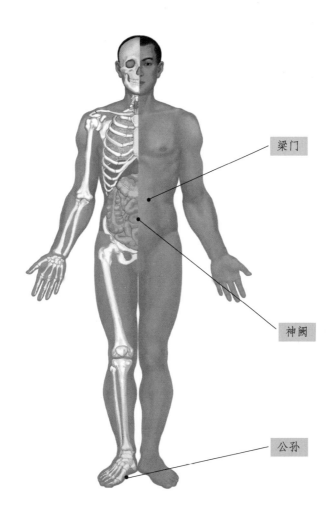

梁门

神阙

公孙

健康贴士

　　应注意保持口腔清洁，常用淡盐水漱口，戒除烟酒，生活起居要有规律，保证充足的睡眠。坚持体育锻炼，饮食清淡，多吃蔬菜、水果，少食辛辣、厚味的刺激性食品，保持大便通畅。调整心态对预防和治疗本病有好处，凡事不要钻牛角尖，处事应积极乐观。

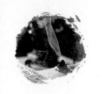

第二节 牙 痛

牙痛是指牙齿因各种原因引起的疼痛，为口腔疾患中常见的症状之一，可见于西医学的龋齿、牙髓炎、根尖周炎和牙本质过敏等，遇冷、热、酸、甜等刺激时牙痛发作或加重，属中医学"牙宣""骨槽风"范畴。牙痛可分为原发性牙痛和并发性牙痛两种。

对症灸治

症状：原发性牙痛是指由牙齿和牙龈本身的直接原因造成的，比如蛀牙、牙周炎引起的牙痛或者红肿型牙痛。

牙龈严重肿起，痛点主要是牙龈，稍加触动就会疼痛，别说咬嚼食物，就连张口都会感觉痛，严重者会有咽喉肿痛、淋巴结肿大、发热、大便不畅或便秘等症状。舌苔厚，干或黄，舌质颜色鲜红。这就是红肿型牙痛的表现。

神经性牙痛，俗称"虚火牙痛"。这种牙痛跟牙龈和牙齿没有直接关系，多是身体的其他原因引发了牙神经亢奋而引起的牙根痛。如熬夜或其他五官的病变及头痛等原因，都有可能引起这类牙痛，故也称为并发性牙痛。

取穴1：合谷、内庭、太溪、行间穴。

灸法：采用灯火灸法，用灯心草一端蘸油后点燃，垂直对准穴位。一触即离，听到一声爆响，火随之熄灭，即为1壮，每穴灸2壮，每日一次。

取穴2：太阳、耳门、翳风、颊车、合谷穴。

灸法：采用灯火灸法，每次灸5壮，每日1～2次。本法适用于风火牙痛（牙龈肿痛或由感染引起的牙痛）。

　　取穴3：内庭、合谷、太溪、颊车、下关、耳门、听宫、二间、鱼际、列缺、阳溪、外关、行间等穴。

　　灸法：每次选1～3个穴位，采用艾炷直接灸法。在穴位上涂上蒜汁，立即将艾炷贴在上面，用线香点燃施灸，灸至艾炷全部烧尽、艾火自行熄灭后，除去艾灰，再涂蒜汁，放艾炷施灸，每穴每次灸3～5壮，本法多在牙痛发作时使用。

对症穴位图解

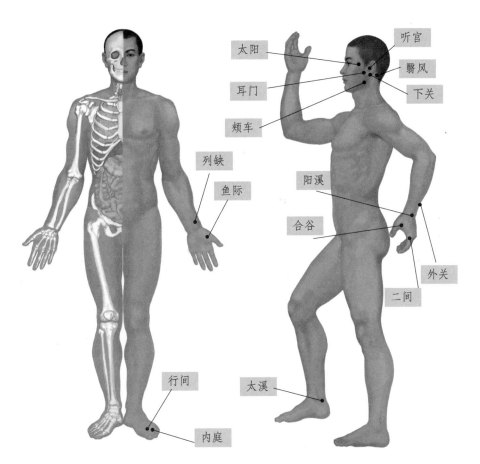

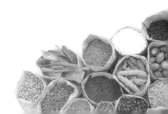

第三节　咽　炎

咽炎是咽部黏膜下组织的炎症，常为上呼吸道感染的一部分。咽炎病因较为复杂，但常因受凉、过度疲劳、烟酒过度等致全身及局部抵抗力下降，病原微生物乘虚而入而引发本病。依据病程的长短和病理改变性质的不同，分为急性咽炎和慢性咽炎两大类。

对症灸治

症状：急性咽炎是咽黏膜、黏膜下组织的急性炎症，一般起病较急，先有咽部干燥、灼热、粗糙感，继有复查明显咽痛，空咽时尤重。咽侧索受累时疼痛可放射至耳部。有时全身不适、关节酸困、头痛、食欲下降，并有不同程度的发热。

慢性咽炎是咽部黏膜下及淋巴组织的弥漫性慢性炎症，以咽部不适、发干、异物感或轻度疼痛、干咳、恶心，咽部充血呈暗红色，咽后壁可见淋巴滤泡等为主要临床表现。

取穴1：肺俞、胃俞、大椎、曲池穴。

灸法：用艾条雀啄灸，每次取3～5穴，各灸10～15分钟，每日灸1～2次，连续5日为一个疗程。

取穴2：大椎、膻中、肺俞、大杼、肾俞、合谷、尺泽穴。

灸法：用艾条温和灸，每次取3～5穴，各灸10～20分钟，每日一次，5次为一个疗程。

对症穴位图解

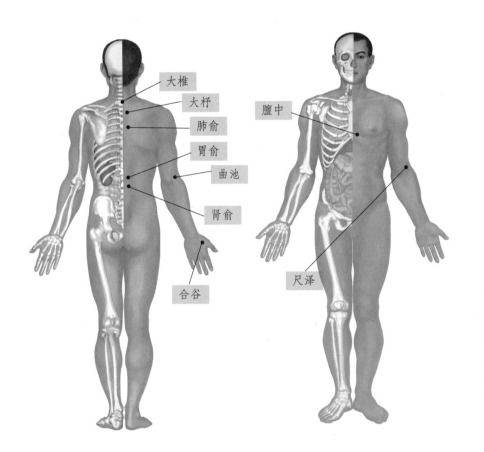

大椎

大杼

肺俞

胃俞

曲池

肾俞

合谷

膻中

尺泽

健康贴士

　　咽炎发病期间，勿饮酒和吸烟，饮食时避免辛辣、酸等强刺激调味品；适当控制用声，用声不当、用声过度、长期持续演讲和演唱对咽炎治疗不利；改善工作生活环境，结合设备的改造，减少粉尘、有害气体等对身体的刺激。

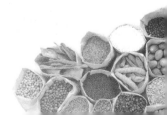

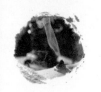

第四节　中耳炎

中耳炎，俗称"烂耳朵"，是鼓室黏膜的炎症。病菌进入鼓室，当人体抵抗力减弱或细菌毒力增强时就会产生炎症，中医将本病称为"耳脓""耳疳"，认为是因肝胆湿热（火）邪气盛行引起。

对症灸治

症状：耳内疼痛（夜间加重）、发热、恶寒、口苦、小便红或黄、大便秘结、听力减退等。如鼓膜穿孔，耳内会流出脓液，疼痛就会减轻，并常与慢性乳突炎同时存在。急性期治疗不彻底，会转变为慢性中耳炎，随体质、气候变化，耳内会经常性流脓液，时多时少，迁延多年。

取穴1：身柱、液门、后溪穴。

灸法：采用艾炷施灸，患者取俯卧姿势，先灸身柱穴，后灸耳侧的液门、后溪穴，双耳同病者取双侧穴位，每穴灸5~7壮，每日一次。

取穴2：翳风、外关、合谷、太溪、耳门、听宫、足临泣、三焦俞、肾俞穴。

灸法：每次选用1~3个穴位，采用艾卷温和灸法施灸，先滴入过氧化氢清除外耳道脓液，再以消毒棉签将外耳道擦净后施灸，每次灸3~5分钟，灸至皮肤红润、有灼热感即停止，耳朵周围的穴道施灸时间应缩短。每日或隔日灸一次，5次为一个疗程。

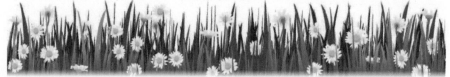

对症穴位图解

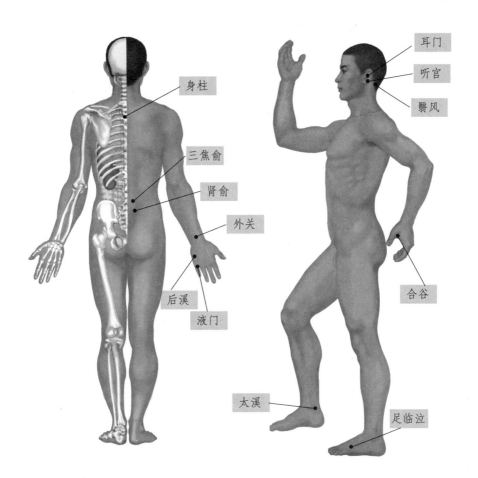

身柱

三焦俞

肾俞

外关

后溪

液门

耳门

听宫

翳风

合谷

太溪

足临泣

健康贴士

　　家中如果有人抽烟、涂油漆或点香时，应该保持室内空气流通，这样可防止上呼吸道黏膜受到刺激而引起肿胀。平时应注意不要把水灌入耳内，如果耳朵内不慎进水，应立即把进水的耳朵朝下，摇晃几下头，让水流出来，然后用干棉球轻轻擦拭外耳道，注意深度不要太深。

　　曾经患过中耳炎的人，容易再度复发，要避免感冒，一旦患上感冒或中耳炎复发，应及时治疗。

第五节　耳鸣、耳聋

耳鸣是指患者自觉耳内鸣响，如闻蝉声，或如潮声。耳聋是指不同程度的听觉减退，甚至消失。耳鸣可伴有耳聋，耳聋亦可由耳鸣发展而来。二者临床表现和伴发症状虽有不同，但在病因病机上却有许多相似之处，均与肾有密切的关系。

对症灸治

症状与治法：

1. 风邪外袭：症见猝然耳鸣、耳聋，头痛恶风或有发热，骨节酸痛，或耳内作痒。治宜祛风解表。

2. 肝胆火盛：症见猝然耳鸣、耳聋，头痛面赤，口苦咽干，心烦易怒，或夜寐不安，大便秘结。治宜清肝泄热。

3. 痰火郁结：症见两耳蝉鸣，有时闭塞如聋，胸闷，痰多。治宜化痰清火，和胃降浊。

4. 瘀阻宗脉：症见耳鸣、耳聋如塞，面色黧黑，耳流陈血。治宜通窍活血。

5. 中气不足：症见耳鸣，或如蝉噪，或如钟鼓，或如水激，久则耳聋，面色黄白，倦怠乏力，神疲纳少，大便易溏。治宜益气健脾，升提中气。

6. 阴血亏损：症见耳鸣，甚则耳聋，面色无华，唇甲苍白。治宜补益气血。

7. 肝肾亏损：症见耳鸣、耳聋，兼有头晕目眩、腰酸遗精；或兼有肢软腰冷、阳痿早泄。治宜补益肝肾。

取穴：主穴：太冲、侠溪、丘墟、中渚、听宫、翳风穴。配穴：实证加丰隆、偏历穴；虚证加肾俞、关元、太溪、足三里、神阙穴。

灸法：采用艾条温和灸，根据辨证每次取4～6穴，各灸5～10分钟，每日灸一次，10次为一个疗程。或用艾炷隔姜灸，每次取3～5穴，将姜片放在穴上，上置如麦粒大艾炷，点燃施灸，各灸5～7壮，隔日灸一次，10次为一个疗程。

对症穴位图解

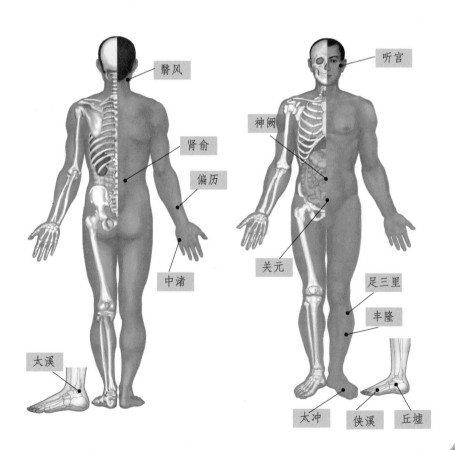

翳风
听宫
神阙
肾俞
偏历
关元
中渚
足三里
丰隆
太溪
太冲 侠溪 丘墟

211

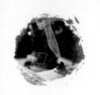

第六节　扁桃体炎

扁桃体炎是扁桃体的非特异性炎症。致病原以溶血性链球菌为主，其他如葡萄球菌、肺炎球菌、流感嗜血杆菌以及病毒等也可引起。临床上将扁桃体炎分为急性和慢性两种，主要症状是咽痛、发热及咽部不适感等。扁桃体炎可引起耳、鼻以及心、肾、关节等局部或全身的并发症，故应予重视。春秋两季发病率较高，多发于儿童及青壮年。

对症灸治

症状：由细菌所引起的扁桃体炎患者发病症状较重。起病较急，可有恶寒、高热，幼儿可因高热而抽搐。咽痛明显，吞咽时尤重，甚至可放射到耳部。检查见扁桃体显著肿大、充血、小窝口有黄白色点状脓性渗出物，黏膜下可见因滤泡化脓而形成的黄白色隆起。点状渗出物可连成片，称假膜，但假膜扩展不超出扁桃体范围，易拭去，拭去后黏膜不出血。这点可与咽白喉相鉴别。同时可见下颌角淋巴结肿大，压痛，血中白细胞高，可以出现短暂轻度蛋白尿。慢性扁桃体炎局部多无明显自觉症状，时有咽干、异物感、发痒等，常有急性发作史。

取穴：主穴：大椎、肺俞、合谷、少商穴。配穴：发热者，加曲池穴；阴虚者，加太溪穴。

灸法：用艾条温和灸，根据辨证每次取3～5穴，各灸5～15分钟。急性者灸后，可在大椎、少商（双）、曲池（双）穴用三棱针点刺放血少许，或再用梅花针叩刺扁桃体穴至微出血为止。每日灸一次，5次为一个疗程。

对症穴位图解

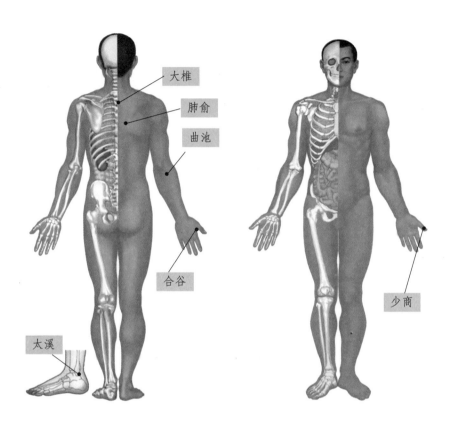

大椎

肺俞

曲池

合谷

少商

太溪

健康贴士

　　患者要加强锻炼，特别是冬季，多参与户外活动，使身体对寒冷的适应能力增强，减少扁桃体发炎的机会。

　　扁桃体炎患者均忌吃干燥、辛辣、煎炸等刺激性食物，如姜、辣椒、大蒜、油条等。急性期患者饮食宜清淡，宜吃含水分多又易吸收的食物，如稀米汤（加盐）、果汁、蔗水、马蹄水（粉）、绿豆汤等。慢性期患者宜吃新鲜蔬菜、水果、豆类及滋润的食物，如青菜、番茄、胡萝卜、黄豆、豆腐、豆浆、梨子、冰糖、蜂蜜、百合汤等。

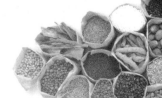

第七节　过敏性鼻炎

过敏性鼻炎又称变态反应性鼻炎，是鼻腔黏膜上的变态反应性疾病，有常年性发作和季节性发作两种类型，前者较常见。发病原因是接触了各种特异性变应原，如尘螨、真菌、花粉、工农业粉尘、化妆品、油漆、宠物、昆虫、皮毛、酒精、鸡蛋、鱼虾等。本病发生于任何年龄，但青少年较常见。

对症灸治

症状：眼睛发红、发痒及流泪。鼻痒、鼻涕多（多为清鼻涕，感染时为脓鼻涕），鼻腔不通气、鼻闷，嗅觉下降或者消失。打喷嚏（通常是突然和剧烈的）。经口呼吸。头昏、头痛。

取穴：主穴：肺俞、迎香、曲池、合谷、足三里、三阴交穴。配穴：风寒外袭者，加风池、大椎穴；脾气虚弱者，加脾俞穴；肾气不足者，加肾俞、太溪等穴。

灸法：采用艾条温和灸，根据辨证每次取3～5穴，各灸20～30分钟，每日灸1～2次，7日为一个疗程。或用艾炷隔姜灸，每次取主穴2个，配穴1个，将姜片放在穴上，上置适当大小艾炷，点燃施灸，各灸5～7壮，每日灸一次，7日为一个疗程。

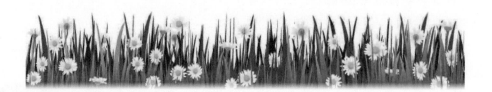

对症穴位图解

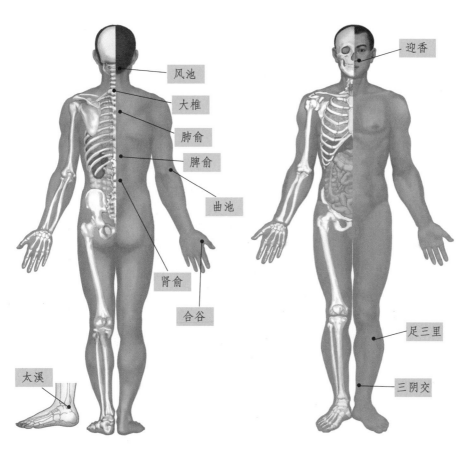

风池
大椎
肺俞
脾俞
曲池
肾俞
合谷
太溪
迎香
足三里
三阴交

健康贴士

　　患者要注意生活细节，如保持室内清洁无尘以减少变应原，经常用吸尘器或湿抹布打扫房间；在花粉或者灰尘较多的季节，关闭汽车车窗或者房间的窗户；卧室内使用无致敏作用的床垫、枕头、被褥及柔韧性较好的床单和枕巾等，并每周清洗床单、枕巾；收拾好小物件，如书籍、录音盒、CD以及长毛动物玩具等，这些物品都极易沾上灰尘，从而引起过敏。

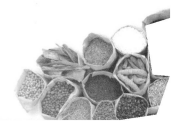

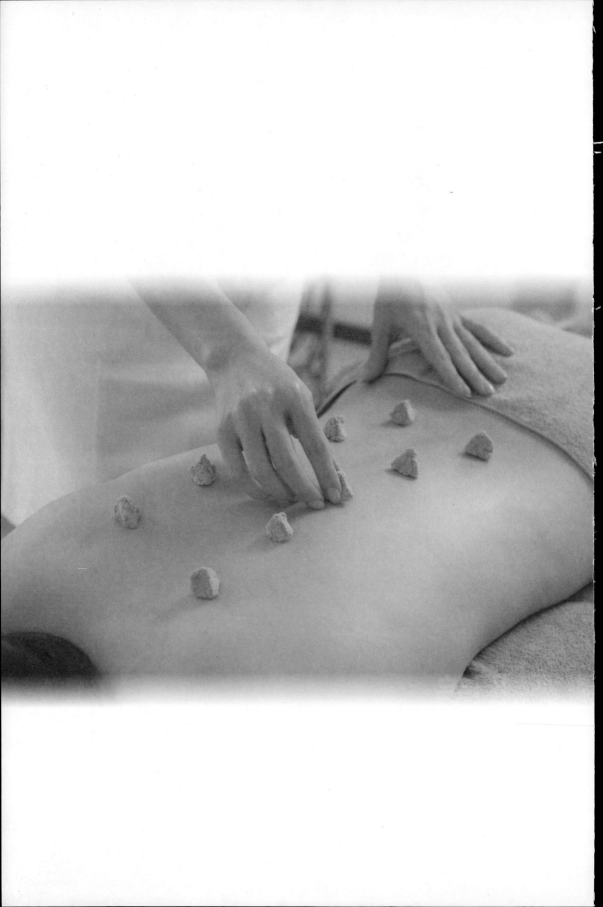